受験生の皆さんへ

　過去の問題に取り組む目的は、(1)出題傾向(2)出題方式(3)難易度(4)合格点を知り、これからの受験勉強に役立てることにあります。出題傾向などがつかめれば目的は達成したことになりますが、それを一歩深く進めるのが、受験対策の極意です。

　せっかく志望校の出題と取り組むのですから、本番に即した受験対策の場に活用すべきです。どうするのか。

　第一は、実際の入試と同じ制限時間を設定して問題に取り組むこと。試験時間が六十分なら六十分以内で挑戦し、時間配分を感覚的に身に付ける訓練です。

　二番目は、きっちりとした正答チェック。正解出来なかった問題は、正解できるまで、徹底的に攻略する心構えが必要です。間違えた場合は、単なるケアレスミスなのか、知識不足が原因のミスなのか、考え方が根本的に間違えていたためのミスなのか、きちんと確認して、必ず正解が書けるようにしておく。

　正答が手元にある過去問題にチャレンジしながら、正解できなかった問題をほったらかしにする受験生もいます。そのような受験生に限って、他の問題集をやっても、間違いを放置したまま、次の問題、次の問題と単に消化することだけに走っているのではないかと思います。過去問題であれ問題集であれ、間違えた問題は、正解できるまで必ず何度も何度も繰り返しチャレンジする。これが必勝の受験勉強法なことをお忘れなく。

入試問題検討委員会

【本書の内容】
1. 本書は過去6年間の問題と解答を収録しています。歯学科の試験問題です。
2. 英語・数学・物理・化学・生物の問題と解答を収録しています。尚、大学当局より非公表の問題は掲載していません。
3. 当社の本書解説執筆陣は、現在直接受験生を教育指導している、すぐれた現場の先生方です。
4. 本書は問題の微細な誤りをなくすため、実物の入試問題を各大学より提供を受け、そのまま画像化して印刷しています。

　尚、本書発行にご協力いただきました先生方に、この場を借り、感謝申し上げる次第です。

愛知学院大学

		問題	解答
平成30年度 [前期 試験掲載]	英　語	1	27
	数　学	12	29
	物　理	14	31
	化　学	17	33
	生　物	21	35
平成29年度 [前期 試験掲載]	英　語	1	29
	数　学	12	31
	物　理	14	34
	化　学	17	36
	生　物	21	38
平成28年度 [前期 試験掲載]	英　語	1	28
	数　学	12	30
	物　理	14	33
	化　学	17	34
	生　物	21	36
平成27年度 [前期 試験掲載]	英　語	1	30
	数　学	13	33
	物　理	15	34
	化　学	18	36
	生　物	22	38
平成26年度 [前期 試験掲載]	英　語	1	31
	数　学	13	33
	物　理	15	35
	化　学	18	36
	生　物	22	38
平成25年度 [前期 試験掲載]	英　語	1	31
	数　学	12	33
	物　理	14	35
	化　学	17	36
	生　物	21	38

平成30年度

平成30年度

問 題 と 解 答

平成30年度

英　語

問題

30年度

I

▶次の英文の(　　　)内に入れるのにもっとも適当なものをa～dの中から1つ
選びなさい。(1～15)

(1)　David is very grateful (　　　) Sally for giving him another chance.

　　a．at

　　b．for

　　c．to

　　d．with

(2)　George takes (　　　) his father. They both have blue eyes.

　　a．after

　　b．by

　　c．in

　　d．on

(3)　Meg tried to look serious, but she couldn't (　　　) laughing.

　　a．do

　　b．get

　　c．help

　　d．make

(4)　Sorry, I'm a little tired. I'd rather (　　　) out tonight.

　　a．don't go

　　b．not go

　　c．not going

　　d．not to go

(5) Although I (   ) that she is lying, it's still possible that her story might be true.

a．approve

b．doubt

c．suspect

d．wish

(6) Alice was (   ) to find out that she had passed the test.

a．pleasant

b．pleased

c．pleasing

d．pleasure

(7) We don't know (   ) she will be coming or not, so we shouldn't make any plans yet.

a．what

b．when

c．where

d．whether

(8) If John had not hit a home run, our team (   ) the game.

a．had lost

b．lost

c．would have lost

d．would lose

(9) (   ) from the top of the mountain, the stars looked very beautiful. I cannot forget that wonderful night sky.

a. See

b. Seeing

c. Seen

d. To see

(10) It's already 1 p.m. Let's have lunch, (   )?

a. do we

b. don't we

c. shall we

d. won't we

(11)   Son : Please read (   ) of the story, Dad.

    Father : OK. "Now Uncle Rob began climbing up the ladder…"

a. a rest

b. rest

c. rests

d. the rest

(12) A : Can you come to Jill's birthday party?

    B : By (   ) means. I can't wait to see her.

a. all

b. many

c. no

d. some

(13)　A：Do you mind if I open the window?

　　　B：（　　　）We need fresh air.

　　a．I beg your pardon?

　　b．I'm sorry.

　　c．Not at all.

　　d．Really?

(14)　（　　　）means an arrangement with a company in which you pay them money, and they pay you if something bad happens.

　　a．Insurance

　　b．Negotiation

　　c．Purchase

　　d．Restriction

(15)　A（　　　）means a person who lives next to you or near you.

　　a．citizen

　　b．native

　　c．neighbor

　　d．resident

愛知学院大学 (歯) 30 年度 (5)

Ⅱ 次の文は，アメリカで大学の同じ寮に住んでいる Amy と Kazuo の会話です。
読んで設問に答えなさい。

Amy : Kazuo, are you still on the computer? What have you been doing all this
time?

Kazuo : I've just been chatting with some friends on the Internet.

Amy : You're online too much. You've got to get out more. It'll help your
English.

Kazuo : To tell you the truth, I'm not sure where to go. I'm still kind of new
here. And when I'm not on the computer, I have lots of studying to do!

Amy : Well, (1).

Kazuo : Like what?

Amy : Like the free concert in the city park last Saturday, and…

Kazuo : Oh. I saw some of it on the Internet.

Amy : (2) You're not going to meet anyone that way! Let's go out
together more often.

Kazuo : OK, what are you guys doing this weekend?

Amy : There's a street festival downtown. It's supposed to have some great
food, good music, and an art show.

Kazuo : That sounds good. Is it Saturday or Sunday?

Amy : Actually, (3). But we're going to go on Saturday because we're
doing community service on Sunday.

Kazuo : Community service? You mean like volunteering?

Amy : Yes. (4) We volunteer at a local community center once a month.
We help them to organize events and plan some activities for the people
living in the area. It'd be really nice for you because you'd get to help
and meet some interesting people at the same time.

Kazuo : Hmm… (5) Can I just show up?

Amy : Yes, I guess so. But you need to register your name on their list online.

The website is www.volunteer.com.　Just don't stay on the Internet forever!

Kazuo：You sound just like my mother.　OK, I'll study for another hour, then get online and go to that website.

（notes）　online　オンライン（インターネットに接続している状態）
　　　　　website　ホームページ

問1　空所（　1　）に入れるのにもっとも適当なものをa～dの中から1つ選びなさい。

　　a．I've got a large number of plans

　　b．there are a lot of things to do in town

　　c．there are many things to do in our dormitory

　　d．we have plenty of free time

問2　空所（　2　）に入れるのにもっとも適当なものをa～dの中から1つ選びなさい。

　　a．Am I right?

　　b．Do you see what I mean?

　　c．I'm glad to hear that.

　　d．Sorry, I can't do it.

問3　空所（　3　）に入れるのにもっとも適当なものをa～dの中から1つ選びなさい。

　　a．I'm not sure yet

　　b．it's both days

　　c．it's on Saturday

　　d．it's on Sunday

問 4 空所（ 4 ）に入れるのにもっとも適当なものを a ～ d の中から 1 つ選び
なさい。

　　a．That's another thing you should do with us.

　　b．That's the only thing you can't do with us.

　　c．There's nothing we can do for you.

　　d．There's something we should do for you.

問 5 空所（ 5 ）に入れるのにもっとも適当なものを a ～ d の中から 1 つ選び
なさい。

　　a．I disagree with you.

　　b．I hope not.

　　c．I knew it.

　　d．I might be interested in that.

問 6 本文の内容と一致するものを a ～ d の中から 1 つ選びなさい。

　　a．Amy は，Kazuo がインターネットを使うことによって，英語力を高め
　　　ることができると考えている。

　　b．Amy は Kazuo に，ボランティアに参加する場合，当日現地で登録する
　　　ことを勧めている。

　　c．Kazuo は会話の後すぐに，Amy に教わったホームページをチェックす
　　　るだろう。

　　d．Kazuo は最近引っ越して来たばかりなので，その地域にまだなじんでい
　　　ない。

III 次の英文は，水の都と呼ばれているベニスについてのものです。読んで設問に答えなさい。

Sixteen hundred years ago, the sea was almost two meters lower than it is now. Venetians had to walk up steps from their boats into their houses. But now, partly because of global warming, the water in the lagoon is rising.

But it is (1) the rising water that is putting Venice in danger. Venice itself is sinking. Over the years, the wooden piles that Venice is built on have sunk deeper into the ground.

In the 20th century, Venetians began building wells to get fresh water. This (2) the amount of water deep underground, making Venice sink even more quickly. Since the 1960s, the building of wells has not been (3). Fortunately, because of this, it seems that the sinking of the city is slowing down.

In late fall and winter, there is more wind and rain. This is the time of the *acqua alta*, or "high water." The sea enters the lagoon from the Adriatic Sea and it floods many areas of the city. The worst flood was in 1966. The water was almost two meters higher than normal in some parts of the city. Venice was in danger of being destroyed.

Some years ago, a plan was developed to stop the floods. The idea was to build 79 gates between the lagoon and the Adriatic Sea. These gates would usually be full of water and lying at the bottom of the sea. But during high water, they would fill up with air. This would make them float to the top of the sea. In this way, they would stop the water from entering the lagoon.

(4), there are problems with the plan. First of all, the plan is very expensive. In addition, some say it would actually be bad for the (5). Sea water would not be able to go in and out of the lagoon in a natural way. This would be dangerous for sea life, and dirty water would not be taken out of the city.

(notes)　Venetian　ベニスに住む人　　　lagoon　潟，ラグーン

　　　　　pile　（建物等の）基礎杭　　　well　井戸

　　　　　high water　川や海などの最高水位

　　　　　fill up with　〜でいっぱいになる　　　the Adriatic Sea　アドリア海

問1　空所（　1　）に入れるのにもっとも適当なものをa〜dの中から1つ選び
　　なさい。

　　a．also

　　b．just

　　c．not only

　　d．still

問2　空所（　2　）に入れるのにもっとも適当なものをa〜dの中から1つ選び
　　なさい。

　　a．improved

　　b．increased

　　c．polluted

　　d．reduced

問3　空所（　3　）に入れるのにもっとも適当なものをa〜dの中から1つ選び
　　なさい。

　　a．allowed

　　b．interrupted

　　c．postponed

　　d．prohibited

問 4 空所（ 4 ）に入れるのにもっとも適当なものを a ～ d の中から 1 つ選び
なさい。

    a． For example

    b． However

    c． In short

    d． Therefore

問 5 空所（ 5 ）に入れるのにもっとも適当なものを a ～ d の中から 1 つ選び
なさい。

    a． economy

    b． environment

    c． industry

    d． transportation

問 6 本文の内容と一致するものを a ～ d の中から 1 つ選びなさい。

    a． *Acqua Alta* の時期に，ラグーンの水は外海に流れ出ていく。

    b． 計画によれば，水門は水位が低い時にはいつもは海底に沈んでいる。

    c． ベニスの人々は井戸を掘ったが，真水が出ることはまれであった。

    d． 600 年前，ベニスの居住地と水路の高低差はおよそ 2 メートルあった。

IV

(A) 次の日本文を英文に直しなさい。

(1) その選手が金メダルをとったことは驚きです。

(2) ラッシュ(rush hour)を避けるため，今朝はいつもより早い電車に乗りました。

(B) 次の日本文の意味になるように，それぞれの英文の（　　　）内に適当な1語を入れなさい。

(1) 山を登っていくにつれ，涼しくなった。

（　イ　）we climbed up the mountain, it became cooler.

(2) あの映画はどうでしたか。見る価値がありますか。

What was the movie like? Is it （　ロ　）seeing?

(3) 私の友人で，名古屋の高校で英語を教えている人がいます。

A friend of （　ハ　）teaches English at a high school in Nagoya.

(4) ひと月前に新しい眼鏡を買いました。最初は慣れなくて違和感がありました。

I bought a new pair of glasses a month ago.　They felt strange at first because I wasn't （　ニ　）to them.

(5) A：何をしているときが幸せですか。

B：そうですね，友達と出かけるときです。

A：What （　ホ　）you happy?

B：Well, going out with my friends.

数　学

問題

30年度

---

1 関数 $y = \sin\theta - \cos^2\theta$ $\left(0 \leqq \theta \leqq \dfrac{3}{2}\pi\right)$ で $x = \sin\theta$ とする。

(1) y を x で表すと $y = \boxed{\text{ア}}$ で x の範囲は $\boxed{\text{イ}} \leqq x \leqq \boxed{\text{ウ}}$ となる。

(2) $\theta = \boxed{\text{エ}}$ のとき，y は最大値 $\boxed{\text{オ}}$ をとる。

(3) $\theta = \boxed{\text{カ}}$ のとき，y は最小値 $\boxed{\text{キ}}$ をとる。

2 $x^2 + 5x - 1 = 0$ が成り立つとき，$x - \dfrac{1}{x} = \boxed{\text{ア}}$，

$x^2 + \dfrac{1}{x^2} = \boxed{\text{イ}}$，$x^3 - \dfrac{1}{x^3} = \boxed{\text{ウ}}$，$x^4 + \dfrac{1}{x^4} = \boxed{\text{エ}}$

である。

$\boxed{3}$　$f(x) = x^4 - 2x^3 + x^2 + 12x$ とする。

(1)　関数 $f(x)$ の極小値とそのときの x の値を求めなさい。

(2)　曲線 $y = f(x)$ と異なる 2 点で接する直線の方程式とその接点の座標を求めなさい。

(3)　曲線 $y = f(x)$ と(2)で求めた直線で囲まれる部分の面積を求めなさい。

$\boxed{4}$

(1)　a, b を定数とする。$P(x) = x^3 + ax^2 + bx - 6$ は，$x + 1$ で割り切れ，$x - 2$ で割ると 6 余る。このとき a, b の値を求めなさい。

(2)　x^{2018} を $x^2 + 1$ で割ったときの余りを $ax + b$（a, b は実数）とするとき，a, b の値を求めなさい。

(3)　$x = \dfrac{1}{1 - \sqrt{2}\,i}$ のとき，$3x^3 + 4x^2 + 3x - 1$ の値を求めなさい。

物　理

問題

30年度

I　傾きの角30°のあらい斜面上を，質量1.0kgの物体が静かにすべりだした。斜面上を距離1.5mだけ進んだとき，物体の速さは3.0m·s^{-1}になった。重力加速度の大きさを9.8m·s^{-2}として，つぎのおのおのに答えなさい。

(1)　すべっているときの物体の加速度の大きさ。

(2)　すべりだしてから1.5m進むのにかかった時間。

(3)　1.5m進む間に，物体にはたらく動摩擦力がした仕事。

(4)　物体にはたらく動摩擦力の大きさ。

(5)　物体と斜面との間の動摩擦係数。

Ⅱ 図1のように，それぞれ0.24 m³，0.83 m³の容積をもつ容器A，Bが，コックCの付いた細管でつながれている。はじめCは閉じられており，Aには温度4.8×10^2 K，圧力8.3×10^4 Paの単原子分子理想気体，Bには温度8.0×10^2 K，圧力2.4×10^4 Paの単原子分子理想気体が入っていた。気体定数を8.3 J・mol⁻¹・K⁻¹とし，気体と容器との熱のやりとりや細管の体積を無視して，これらの気体について，つぎのおのおのに答えなさい。

(1) A内の物質量。
(2) A内の内部エネルギー。

Cを開くと，やがて平衡状態に達した。

(3) 温度。
(4) 圧力。

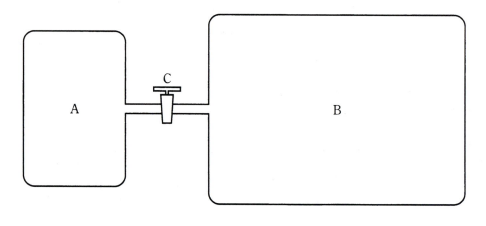

図1

III 起電力が E〔V〕で内部抵抗が r〔Ω〕の電池と，それぞれの抵抗が R〔Ω〕の２つの抵抗を接続して回路を作る。２つの抵抗を直列または並列に接続した場合について，つぎのおのおのに答えなさい。必要であれば，a と b が共に正の数のときに式①で等号が成立するのは，$a = b$ の場合であることを利用してよい。

$$a + b \geqq 2\sqrt{ab} \quad \cdots \cdots \quad ①$$

直列に接続した場合

(1) 内部抵抗に流れる電流の大きさ。

(2) ２つの抵抗で消費される電力が最大となる R の値。

(3) (2)のときの消費電力。

並列に接続した場合

(4) 内部抵抗に流れる電流の大きさ。

(5) ２つの抵抗で消費される電力が最大となる R の値。

(6) (5)のときの消費電力。

化　学

問題

30年度

　問題は I から IV まであります。解答はすべて指定の解答欄に記入しなさい。

　計算を必要とする問では，根拠となる計算式も記入しなさい。計算においては，原子量を H = 1.0，C = 12，O = 16 とする。

I　次の文章を読み，問に答えなさい。

　0.10 mol/L の水酸化バリウム水溶液 100 mL に二酸化炭素を含む気体を通し，二酸化炭素を完全に吸収させた。生じた白色沈殿をろ過してとり除いた後，残った溶液を 10 mL とり，0.050 mol/L の塩酸で滴定したところ，8.0 mL を要した。二酸化炭素のみが水酸化バリウムと反応したものとする。

問 1　二酸化炭素を電子式でかきなさい。

問 2　下線部の反応を化学反応式でかきなさい。

問 3　気体中に含まれる二酸化炭素の物質量(mol)を有効数字 2 桁で求めなさい。

II 次の文章を読み，問に答えなさい。

0.20 mol/L 酢酸水溶液（　A　）20 mL に，0.20 mol/L 水酸化ナトリウム水溶液（　B　）を滴下した。酢酸の $K_a = 2.0 \times 10^{-5}$ mol/L，$\log_{10} 2 = 0.30$ とする。

問1　（　A　）の pH を求めなさい。小数点第1位まで求めなさい。

問2　（　B　）を 10 mL 滴下したときの pH を求めなさい。小数点第1位まで求めなさい。

問3　（　B　）を 20 mL 滴下したときの pH は（①酸性，②中性，③塩基性）のうち，どれになりますか。番号で答えなさい。また，その理由をイオン反応式を用いて説明しなさい。

Ⅲ 次の文章を読み，問に答えなさい。

　酸化還元反応では，酸化剤は（　ア　）され，還元剤は（　イ　）される。例えば，過マンガン酸カリウムは水に溶けると赤紫色の（　a　）を生じる。（　a　）の中のMnの酸化数は（　①　）であり，酸性水溶液中では（　a　）は酸化数（　②　）の（　b　）になりやすいため，強い（　ウ　）剤としてはたらく。また，過酸化水素は一般に酸化剤としてはたらくことが多いが，条件によっては還元剤として作用する。

問 1　（　ア　）〜（　ウ　）には酸化または還元のいずれかの語句を入れなさい。また，（　a　），（　b　）にはイオン式を，（　①　），（　②　）には符号をつけて酸化数を入れなさい。

問 2　過酸化水素水に硫酸酸性の過マンガン酸カリウム水溶液を加えたときの酸化剤と還元剤の反応を，それぞれ電子（e^-）を含むイオン反応式で表しなさい。

問 3　硫酸酸性の過酸化水素水にヨウ化カリウム水溶液を加えたときの酸化剤と還元剤の反応を，それぞれ電子（e^-）を含むイオン反応式で表しなさい。

IV 次の文章を読み，問に答えなさい。

　多糖類にはデンプンやセルロースなどがあり，その分子式はともに（　ア　）で表され，希塩酸で加水分解するといずれも分子式（　イ　）で表される単糖が最終生成物として得られる。

　pH 7 でデンプンにアミラーゼを加えて加水分解すると，比較的分子量の小さい①（　ウ　）となり，さらに反応が進行すると二糖類の（　エ　）に分解される。さらに（　エ　）は酵素（　オ　）によって（　イ　）に分解される。

　セルロースを酵素セルラーゼで加水分解すると（　カ　）が生成する。また，セル②ロースに濃硝酸と濃硫酸の混合物を反応させると，爆発性の（　キ　）が得られる。

問 1　（　ア　），（　イ　）に分子式，（　ウ　）〜（　キ　）に適語を入れなさい。

問 2　下線部①を pH 1.5 で行なうとどのようになりますか。理由とともに答えなさい。

問 3　下線部②を化学反応式で表しなさい。

問 4　いずれも無色のデンプン水溶液とセルロース溶液に，それぞれヨウ素ヨウ化カリウム水溶液（ヨウ素液）を加えると，どのような色の変化が観察できますか。色の変化が見られたものについてのみ，その理由も答えなさい。

問 5　分子量 200 万のデンプンに（　イ　）単位はいくつ含まれますか。有効数字 2 桁で答えなさい。

生　物

問題

30年度

問題は I から IV まであります。答はすべて解答用紙に記入しなさい。

I　次の文章を読み，各問に答えなさい。

　　生物は細胞を単位としてできている。細胞には，核をもたない（　①　）細胞と，核をもつ（　②　）細胞がある。（　①　）細胞でできた生物を（　①　）生物，（　②　）細胞でできた生物を（ア）（　②　）生物と呼ぶ。

　　すべての細胞は細胞質をもち，細胞質の最も外側は（　③　）である。植物の細胞や（　①　）細胞には，さらにその外側に（　④　）があるが，植物細胞と（　①　）細胞ではその成分が異なる。細胞質はさまざまな構造物と，そのあいだを満たす（イ）（　⑤　）とよばれる液状の成分でできている。（　⑤　）は水やタンパク質などを含む。

　　いずれの細胞も内部に DNA をもつ。（　①　）細胞には DNA を取り囲む膜，すなわち核膜が見られず，DNA は（　⑤　）中に存在する。（　①　）細胞は（　②　）細胞に比べて大きさが小さく，内部の構造は比較的単純である。（ウ）

　　（　②　）細胞では，DNA が核の中に存在する。（　②　）細胞の内部には，核のほかにも，呼吸に重要な役割を担う（　⑥　）などの構造体が存在する。また，植物細胞には光合成を行う葉緑体も含まれている。このような細胞内に見られる特定のはたらきを持つ構造体は（　⑦　）と呼ばれる。

問 1. ①から⑦の空欄に適当な語句を入れなさい。ただし，同じ番号の（　　　）内には同じ語句が入る。

問 2. 下線部(ア)の生物を以下の選択肢から一つ選び，記号で答えなさい。

ⓐ　イシクラゲ　　　　ⓑ　クラミドモナス　　　ⓒ　ゾウリムシ

ⓓ　ミドリムシ　　　　ⓔ　酵　母

問 3. 植物細胞における下線部(イ)の成分を一つあげなさい。

問 4. 下線部(ウ)に関して，（　①　）細胞の大きさは，一般的にどれくらいですか。以下の選択肢から最も適当なものを選び，記号で答えなさい。

ⓐ　0.01～0.1μm　　ⓑ　0.1～1μm　　　　ⓒ　1～10μm

ⓓ　10～100μm　　　ⓔ　100～1000μm

問 5. 構造体（　⑥　）や葉緑体の起源は細胞内共生説(または共生説)で説明されている。（ⅰ）その説の主張を簡潔に述べなさい。また，（ⅱ）その説の根拠となる事実を一つあげなさい。

II 血液に関する次の文章を読み，各問に答えなさい。

　　血液の液体成分は（　ア　）と呼ばれ，約90%が（　イ　）である。この液体成分には，栄養成分やホルモン，老廃物を運搬する働きがある。組織で生じた二酸化炭素の多くは（　ウ　）イオンとして血液に溶け込んで肺に運搬される。（　ア　）にもっとも多く含まれるたんぱく質は（　エ　）である。

　　血球成分でもっとも数が多いのは（　オ　）である。（　オ　）には酸素を運搬するタンパク質である（　カ　）が含まれる。血球細胞は，骨髄に含まれる（　キ　）細胞から作られる。

　　血液には傷口をふさいで出血を止める作用がある。出血すると，まず血管の破れたところに（　ク　）が集まって固まりを作る。次に，（　ク　）から放出された成分のはたらきによって（　ア　）のなかで（　ケ　）とよばれる繊維状のタンパク質が形成される。（　ケ　）が血球と絡み合うことで血ぺいができる。このような血液を固めるしくみを血液の（　コ　）作用とよぶ。

問1. 文中の（　ア　）から（　コ　）の空欄に適当な語句を入れ，文章を完成させなさい。

問2. 傷ついた血管壁が修復されるとき，血ぺいが除去される。どのようにして血ぺいが除去されるか，そのしくみを説明しなさい。

問3. ホルモンは血流に乗って全身に行き渡るが，作用する器官や組織は限定されている。ホルモンが作用する組織や器官の細胞にはどのような特徴があるか，説明しなさい。

III 次の文章を読み，各問に答えなさい。

　緑色植物の光合成で起こる最初の反応は，光エネルギーによって葉緑体のチラコイド膜にある（　ア　）が活性化されて電子が放出されることである。その結果，（　イ　）の分解が起こり，（　ウ　）と酸素が生成する。電子が（　エ　）系を移動する間に，（　ウ　）はチラコイドの内腔に輸送され，チラコイド膜の内外での（　ウ　）の濃度差が大きくなる。この濃度差を利用し，チラコイド膜上の酵素によってATPが作られる。さらに，葉緑体内の（　オ　）では，酵素の作用によって二酸化炭素とリブロースビスリン酸から（　カ　）が生成する。（　カ　）は，NADPHの還元作用やATPのエネルギーによって（　キ　）となる。一部の（　キ　）は有機物の合成に使われ，残りはATPのエネルギーによってふたたびリブロースビスリン酸にもどり，二酸化炭素と反応する。この合成経路は（　ク　）とよばれる。

　サボテンやベンケイソウなどの砂漠地帯などに育つ多肉植物は，昼間に気孔を開くと水が失われてしまうため，夜間に気孔を開けて二酸化炭素を取り入れる。昼間は気孔を閉じたまま光合成を行う。

　亜硝酸菌や硫黄細菌は，無機物を酸化した時に放出される化学エネルギーを用いて二酸化炭素より有機物を合成することができる。

問 1. （　ア　）から（　ク　）の空欄に適当な語句を入れ，文章を完成させなさい。

問 2. 下線部で，サボテンやベンケイソウなどの多肉植物は，夜間とりこんだ二酸化炭素をどのようにして光合成に利用するか，説明しなさい。

問 3. 光合成は有機物を合成する化学反応ですが，それには最適な温度があります。その理由を説明しなさい。

問 4. 亜硝酸菌や硫黄細菌は，生態系の中でどのような栄養段階に区分されますか。

IV 下の図式は，動物における刺激の受容から行動発現までの経路を示します。次の文章を読んで以下の問に答えなさい。

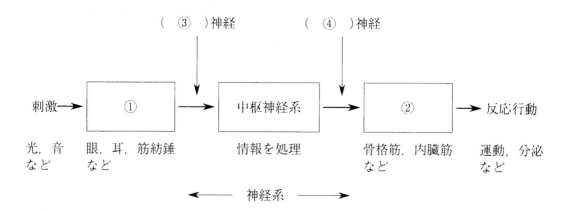

　ヒトなどの脊椎動物では，(①)によって受容された外界や体内の情報は，神経系のはたらきによって脳に伝えられ，処理される。神経系は神経組織で構成され，神経組織は神経細胞(ニューロン)と(⑤)などからできている。(⑤)は神経組織の構造を支持したり，ニューロンに必要な栄養分を補給したりするなどのはたらきを持つ。

　ニューロンは電気的な信号を発生し，それを情報として高速に伝え処理できる特殊化した細胞である。ニューロンは，核のある(⑥)，そこから多数伸びる短い突起である(⑦)，細長く伸びた繊維状で信号を離れたところまで伝える(⑧)で構成される。末梢神経の(⑧)には，(⑨)という細胞でできた神経鞘で包まれているものがある。神経鞘には(⑨)が何層にも巻きついた部分があり，これを髄鞘（ずいしょう）という。髄鞘をもつ(⑧)を(⑩)神経繊維と呼ぶ。(ア)
(⑩)神経繊維には髄鞘が一定間隔(1～2mm)で欠けた部分があり，この欠けた部分を(⑪)という。(イ)

問 1. 図式中，及び文章中の空欄(①～⑪)に適当な語句を入れなさい。なお，同じ番号の空欄には同じ語句が入る。

問 2．下線部(ア)の髄鞘は信号を伝える上でどのようなことに役立っていますか，簡潔に答えなさい。

問 3．下線部(イ)で行われる伝導の様式を何と言いますか。

英　語

解答

30年度

Ⅰ

〔解答〕

(1)	c	(2)	a	(3)	c	(4)	b	(5)	c
(6)	b	(7)	d	(8)	c	(9)	c	(10)	c
(11)	d	(12)	a	(13)	c	(14)	a	(15)	c

〔出題者が求めたポイント〕
(1) be grateful to ... for ～「～のことで…に感謝している」。
(2) take after ～「～に似ている」。
(3) cannot help Ving「～せずにはいられない」。
(4) would rather V「むしろ～したい」。V の否定は not V。I'd rather は I would rather の短縮形。
(5) suspect は think とほぼ同じ、doubt は don't believe とほぼ同じと考えてよい。
(6) be pleased「嬉しい」。
(7) whether ～ or not「～するかどうか」。
(8) 仮定法過去完了の文なので、帰結節は would have Vp.p. となる。
(9) Seen from ～「～から見ると」。文の主語が the stars なので、受動の分詞構文になる。
(10) Let's ～の付加疑問文は、shall we? となる。
(11) the rest of ～「～の残り」。
(12) by all means「もちろん、ぜひとも」。
(13) Do(Would) you mind ～? に対する返答は、「どうぞ」の場合は、Not at all が決まり文句。
(14) Insurance「保険」。Negotiation「交渉」。Purchase「購入」。Restriction「制約」。
(15) citizen「市民」。native「地元民」。neighbor「隣人」。resident「住民」。

〔問題文訳〕
(1) デイビッドは、もう一度チャンスをくれたので、サリーにとても感謝している。
(2) ジョージは父に似ている。彼らは二人とも目が青い。
(3) メグは真面目な顔をしようと努めたが、笑わずにはいられなかった。
(4) ごめんなさい。私は少し疲れています。できれば今晩は出かけたくない。
(5) 私は、彼女が嘘をついていると思うけれど、まだ彼女の話が本当である可能性はある。
(6) アリスは、彼女が試験に通ったことを知って嬉しかった。
(7) 我々は、彼女が来るかどうか知らない。だから、まだ何の計画もしていない。
(8) もしジョンがホームランを打たなかったなら、我々のチームは試合に負けていただろう。
(9) 山の頂上から見ると、星はとても美しく見えた。私はあの素晴らしい夜空を忘れることができない。
(10) すでに午後1時だ。昼食にしませんか？

(11) 息子：お父さん、物語の残りを読んで下さい。
　　父：いいよ、「そこで、ロブおじさんは階段を上り始めた、、、」
(12) A：ジルの誕生パーティに来れる？
　　B：もちろん。私は彼女に会いたくてたまらない。
(13) A：窓を開けてもいいですか？
　　B：どうぞ。我々は新鮮な空気が必要だ。
(14) 保険とは、会社に金を払っておき、何か良くないことが起こると、会社があなたに金を払う、会社との取り決めを意味する。
(15) 隣人とは、あなたの隣か、あなたの近くに暮らす人のことを意味する。

Ⅱ

〔解答〕

問1	b	問2	b	問3	a
問4	a	問5	d	問6	d

〔出題者が求めたポイント〕
問1　選択肢訳
　a. 私は数多くの計画を持っている
　b. 街にはやることがたくさんある
　c. 寮の中でやることがたくさんある
　d. 我々は多くの自由時間がある
問2　選択肢訳
　a. 私は正しいか？
　b. 私が言いたいこと分かる？
　c. 私はそれが聞けて嬉しい。
　d. ごめんなさい、私はそれができません。
問3　選択肢訳
　a. 私もまだ知りません。
　b. それは両方の日です。
　c. それは土曜日です。
　d. それは日曜日です。
問4　選択肢訳
　a. それはあなたが私たちと一緒にやるべきもう1つのことです。
　b. それはあなたが私たちと一緒にやれない唯一のことです。
　c. 私たちがあたなのためにできないことは何もない。
　d. 私たちがあなたのためにすべきことがある。
問5　選択肢訳
　a. 私はあなたと意見が合わない。
　b. 私はそうでないことを希望する。
　c. 私はそれを知っていた。
　d. 私はそれに興味があるかも知れない。
問6
〔全訳〕
Amy:　Kazuo、まだコンピュータやってるの？　ずっと何やってたの？

Kazuo: ネットで友だちとチャットしてただけだよ。
Amy: あなたネットやりすぎよ。もっと外に出なくちゃ。あなたの英語の助けにもなるし。
Kazuo: 実は、どこへ行ったら良いか分からないんだ。この辺りはまだちょっと不慣れなんだ。それに、コンピュータしていないときには、やるべき勉強がたくさんあるんだ！
Amy: そうね、街にはやることがたくさんあるわよ。
Kazuo: 例えば？
Amy: 先週土曜の公園無料コンサートとか、それに、、、。
Kazuo: オー、それはネットで少し見たよ。
Amy: 私が言いたいこと分かってる？　そんなんじゃ、誰にも会えないわよ！　一緒にもっと出掛けましょ。
Kazuo: オッケー、君たち今週末何するの？
Amy: ダウンタウンでストリート・フェスティバルがあるわ。おいしい食べ物、すてきな音楽、そしてアート・ショーがあるはずよ。
Kazuo: いいね。それは土曜日か日曜日なの？
Amy: 実は、私もまだ知らないの。でも、行くなら土曜日ね。なぜなら日曜日はコミュニティ・サービスをやっているから。
Kazuo: コミュニティ・サービス？　ボランティアみたいなもの？
Amy: そう。それは、あなたが私たちと一緒にやるべきもう１つのことよ。月１回、地元のコミュニティ・センターでボランティアをしてるの。地域に暮らす人々のために、イベントを企画したり、活動を計画したりする手助けをしているわ。あなたにとっても良いと思う。なぜって、面白い人たちに会って、同時に手助けもできるから。
Kazuo: う〜ん。それは面白いかも。行くだけでいいの？
Amy: ええ、多分そうよ。でも、ネットであなたの名前をリストに登録する必要があるかも。サイトは www.volunteer.com. いつまでもネットにかじりついていないでね！
Kazuo: まるで僕の母親みたいな言い方だね。オッケー、これから１時間勉強して、それからネットでそのサイトに行くよ。

Ⅲ
〔解答〕

問1 c　　問2 d　　問3 a
問4 b　　問5 b　　問6 b

〔出題者が求めたポイント〕
問1 「ベニスを危険にさらしているのは水位の上昇だけではない」という文脈なので、not only が正解。
問2 「地下水量を減らした」という文脈なので、reduced が正解。
問3 「井戸の建設は許可されていない」という文脈なので、allowed が正解。not を見落とさないこと。

問4 前段落で「解決策」が提示されたが、この段落で「問題」が述べられるので、「しかし」の意味の However が正解。
問5 空欄（5）の後に「環境問題」が述べられるので、environment が正解。
問6 正解の b は、第5段落第3文に一致する。

〔全訳〕
　1600年前、海は現在よりも約2メートル低かった。ベニス市民はボートから自分の家に入るのに、階段を上らねばならなかった。しかし今や、ひとつには地球温暖化のせいで、ラグーンの水は上昇しつつある。
　しかし、ベニスを危険にさらしているのは水位の上昇だけではない。ベニス自体が沈んでいるのだ。長年にわたり、その上にベニスが建つ木製の杭が、地中により深く沈んでいるのだ。
　20世紀、ベニス市民は淡水を得るために井戸を造り始めた。これにより、地下深くの水の量が減少し、ベニスはさらに速やかに沈降するようになった。1960年代以降、井戸の建設は許可されていない。幸いにも、このおかげで都市の沈没は減速しているようだ。
　晩秋と冬には、より多くの風雨がある。これはアクア・アルタつまり「高水位」の時だ。海はアドリア海からラグーンに入り、都市の多くの地域で洪水が起きる。最悪の洪水は1966年に起こった。この時の水位は都市のいくつかの地域で通常より約2メートル高かった。ベニスは破壊される危機にあった。
　数年前、洪水を止めるための計画が策定された。この考えは、ラグーンとアドリア海の間に79の水門を作ることだった。これらの水門は通常水で満たされ、海底に横たわっている。しかし、高水位時には空気で満たされる。これにより水門は海面に浮かぶ。こうして、水門は水がラグーンに入るのを止めるのだ。
　しかし、計画にはいくつか問題がある。まず、この計画は非常に高価だ。さらに、実際に環境にとって悪いと言う人もいる。海水はラグーン内へ自然な形で流入、流出することができない。これは海の生物にとって危険かも知れず、汚水を都市から出せないかも知れない。

Ⅳ
〔解答〕
(A)
(1) It is surprising that the athlete got a gold medal.
(2) In order to avoid rush hour, I got on a train earlier this morning than usual.
(B)
(1) As　　(2) worth　　(3) mine
(4) used　　(5) makes

数　学

解答　30年度

1

〔解答〕

(1) ア x^2+x-1　イ -1　ウ 1

(2) エ $\dfrac{1}{2}\pi$　オ 1

(3) カ $\dfrac{7}{6}\pi$　キ $-\dfrac{5}{4}$

〔出題者が求めたポイント〕

三角関数, 2次関数

(1) $\cos^2\theta = 1-\sin^2\theta$

θ の範囲から, $\sin\theta$ の範囲を求める。

(2)(3) y を x について平方完成する。

$y=(x-p)^2+q$ で, $a \leq x \leq b$ のとき,

(2) $x=a$, $x=b$ の y の値を求め, 大きい値が最大値。

(3) $x=p$ のとき, 最小値が q

〔解答のプロセス〕

(1) $y = \sin\theta - \cos^2\theta = \sin\theta - (1-\sin^2\theta)$
$= \sin^2\theta + \sin\theta - 1$

従って, $y = x^2+x-1$

$0 \leq \theta \leq \dfrac{3}{2}\pi$ より

$-1 \leq x \leq 1$

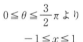

(2) $y = x^2 + x - 1$
$= \left(x+\dfrac{1}{2}\right)^2 - \dfrac{5}{4}$

$x=1$, $y=1+1-1=1$

$x=-1$, $y=1-1-1=-1 (<1)$

$x=1$ のとき, $\theta = \dfrac{1}{2}\pi$ で, このとき最大値 1

(3) $x = -\dfrac{1}{2}$ のとき, $\theta = \dfrac{7}{6}\pi$ で, 最小値 $-\dfrac{5}{4}$

2

〔解答〕

ア -5　イ 27　ウ -140　エ 727

〔出題者が求めたポイント〕

式の計算

与式で x で両辺を割る。

$x^2 + \dfrac{1}{x^2} = \left(x - \dfrac{1}{x}\right)^2 + 2$

$x^3 - \dfrac{1}{x^3} = \left(x - \dfrac{1}{x}\right)\left(x^2 + 1 + \dfrac{1}{x^2}\right)$

$x^4 + \dfrac{1}{x^4} = \left(x^2 + \dfrac{1}{x^2}\right)^2 - 2$

〔解答のプロセス〕

$x^2 + 5x - 1 = 0$ に $x=0$ を代入すると成り立たない。

よって, $x \neq 0$

$x + 5 - \dfrac{1}{x} = 0$ より　$x - \dfrac{1}{x} = -5$

$x^2 + \dfrac{1}{x^2} = \left(x - \dfrac{1}{x}\right)^2 + 2 = (-5)^2 + 2 = 27$

$x^3 - \dfrac{1}{x^3} = \left(x - \dfrac{1}{x}\right)\left(x^2 + 1 + \dfrac{1}{x^2}\right)$
$= -5 \cdot (27+1) = -140$

$x^4 + \dfrac{1}{x^4} = \left(x^2 + \dfrac{1}{x^2}\right)^2 - 2 = 27^2 - 2 = 727$

3

〔解答〕

(1) 極小値 -8 $(x=-1)$

(2) 接線 $y=12x$, 接点 $(0, 0)$, $(1, 12)$

(3) $\dfrac{1}{30}$

〔出題者が求めたポイント〕

微分積分

(1) 微分して増減表をつくる。

(2) 接線を $y = mx+k$ とする。

$f(x) = mx+k$ の解が, 重解 α, β となる。

$f(x)-(mx+k) = 0$ と $(x-\alpha)^2(x-\beta)^2 = 0$

2つの方程式の係数が等しくなるように, α, β, m, k を求める。

(3) $\displaystyle\int_\alpha^\beta \{f(x)-(mx+k)\}dx$

〔解答のプロセス〕

(1) $f'(x) = 4x^3 - 6x^2 + 2x + 12$
$= 2(x+1)(2x^2 - 5x + 6)$

$2x^2 - 5x + 6 = 2\left(x-\dfrac{5}{4}\right)^2 + \dfrac{23}{8} > 0$

x		-1	
$f'(x)$	$-$	0	$+$
$f(x)$	↘		↗

$f(-1) = (-1)^4 - 2(-1)^3 + (-1)^2 + 12(-1)$
$= -8$

$x=-1$ のとき, $f(x)$ は極小値 -8 をとる。

(2) 接線の方程式を $y=mx+k$ とする。

$x^4 - 2x^3 + x^2 + 12x = mx + k$

$x^4 - 2x^3 + x^2 + (12-m)x - k = 0$

接点の x 座標を α, β とすると, この方程式は,

$(x-\alpha)^2(x-\beta)^2 = 0$　となる。$(\alpha < \beta)$

$(x-\alpha)^2(x-\beta)^2$
$= x^4 - 2(\alpha+\beta)x^3 + (\alpha^2+\beta^2+4\alpha\beta)x^2$
$\qquad -2\alpha\beta(\alpha+\beta)x + \alpha^2\beta^2$

よって, $-2(\alpha+\beta) = -2$　……①

$\alpha^2 + \beta^2 + 4\alpha\beta = 1$　……②

$-2\alpha\beta(\alpha+\beta) = 12 - m$　……③

$\alpha^2\beta^2 = -k$　……④

①より　$\alpha+\beta=1$　で　$\beta=1-\alpha$
②より　$(\alpha+\beta)^2+2\alpha\beta=1$　で　$1+2\alpha\beta=1$
よって，$\alpha\beta=0$　よって$\alpha(1-\alpha)=0$
$\alpha=1$，$\beta=0$は$\alpha>\beta$となり不適
よって，$\alpha=0$，$\beta=1$
③より　$12-m=0$　$\therefore\quad m=12$
④より　$0=-k$　$\therefore\quad k=0$
接線の方程式は，$y=12x$
接点は，
　　　$\alpha=0$，$f(0)=0$　より　$(0,\ 0)$
　　　$\beta=1$，$f(1)=12$　より　$(1,\ 12)$
(3)　$x^4-2x^3+x^2+12x-12x=x^4-2x^3+x^2$

$$\int_0^1(x^4-2x^3+x^2)dx$$

$$=\left[\frac{1}{5}x^5-\frac{2}{4}x^4+\frac{1}{3}x^3\right]_0^1$$

$$=\frac{1}{5}-\frac{1}{2}+\frac{1}{3}=\frac{1}{30}$$

$$\begin{array}{r}
x+2\\
3x^2-2x+1\,\overline{)\,3x^3+4x^2+3x-1}\\
\underline{3x^3-2x^2+x}\\
6x^2+2x-1\\
\underline{6x^2-4x+2}\\
6x-3
\end{array}$$

$3x^2+4x^2+3x-1=(3x^2-2x+1)(x+2)+6x-3$

従って，$6\dfrac{1+\sqrt{2}\,i}{3}-3=-1+2\sqrt{2}\,i$

4

〔解答〕
(1)　$a=3$，$b=-4$
(2)　$a=0$，$b=-1$
(3)　$-1+2\sqrt{2}\,i$

〔**出題者が求めたポイント**〕

剰余の定理，複素数
(1)　剰余の定理
　　整式$P(x)$を1次式$x-k$で割ったときの余りは，$P(k)$
(2)　$x^{2018}=(x^2+1)f(x)+ax+b$とし，$x=\pm i$を代入
　　する。
　　$i^4=1$で$x^{2018}=(x^4)^{504}\cdot x^2$に注目する。
(3)　xを分母を有理化し，$ax^2+bx+c=0$の形にする。
　　$3x^2+4x^2+3x-1=(ax^2+bx+c)(dx+e)+fx+g$
　　とし，分母を有理化したxの値を余りの$fx+g$に代
　　入する。

〔**解答のプロセス**〕
(1)　$(P(-1)=)-1+a-b-6=0$
　　　$(P(2)=)\,8+4a+2b-6=6$
　　よって，$a-b=7$，$2a+b=2$
　　従って，$a=3$，$b=-4$
(2)　$x^{2018}=x^{2016}\cdot x^2=(x^4)^{504}\cdot x^2$
　　$x^{2018}=(x^2+1)f(x)+ax+b$　とする。
　　$x=i$のとき，$-1=ai+b$
　　$x=-i$のとき，$-1=-ai+b$
　　従って，$a=0$，$b=-1$
(3)　$x=\dfrac{1}{1-\sqrt{2}\,i}=\dfrac{1+\sqrt{2}\,i}{(1-\sqrt{2}\,i)(1+\sqrt{2}\,i)}$

　　　　$=\dfrac{1+\sqrt{2}\,i}{3}$

　　$3x-1=\sqrt{2}\,i$　より　$(3x-1)^2=-2$
　　よって，$9x^2-6x+3=0$　$\therefore\quad 3x^2-2x+1=0$

物理　解答　30年度

I

〔解答〕
1) $3.0\,\text{m/s}^2$　2) $1.0\,\text{s}$　3) $-2.9\,\text{J}$
4) $1.9\,\text{N}$　5) 0.22

〔出題者が求めたポイント〕
1) 運動方程式　2) 等加速度運動
3), 4), 5) 動摩擦力がする仕事と動摩擦係数

〔解答のプロセス〕

1) $v^2 - v_0{}^2 = 2as$
$v = 3.0$, $v_0 = 0$, $s = 1.5$ を
代入して
$(3.0)^2 - 0^2 = 2a \times 1.5$
$a = 3.0\,[\text{m/s}^2]$　…(答)

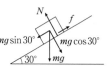

2) $v = at$
$v = 3.0$, $a = 3.0$ を代入して
$3.0 = 3.0t$
$t = 1.0\,[\text{s}]$　…(答)

3) エネルギーの原理より，
$W_f = \dfrac{1}{2}mv^2 - mg\sin 30° \cdot s$
　　　(W_f：動摩擦力がした仕事)
$m = 1.0$, $v = 3.0$, $s = 1.5$ を代入して
$W_f = \dfrac{1}{2} \times 1.0 \times (3.0)^2 - 1.0 \times 9.8 \times \dfrac{1}{2} \times 1.5$
　　$= \dfrac{1}{2}(9 - 14.7)$
　　$= -2.85$
　　$\fallingdotseq -2.9\,[\text{J}]$　…(答)

4) $f \cdot s = W_f$（f：動摩擦力）より
$f = \dfrac{W_f}{s}$
　$= \dfrac{-2.85}{1.5}$　（$W_f = -2.85$, $s = 1.5$）
　$= -1.9$
∴ $|f| = 1.9\,[\text{N}]$　…(答)

5) $|f| = \mu N$（μ：動摩擦係数）
$= \mu mg \cos 30°$
$1.9 = 1.0 \times 9.8 \times \dfrac{\sqrt{3}}{2}\mu$
$\mu = \dfrac{1.9 \times 2}{9.8\sqrt{3}}$　（$|f| = 1.9$, $m = 1.0$, $g = 9.8$）
　$= 0.223$
　$\fallingdotseq 0.22$

II

〔解答〕
1) $5.0\,\text{mol}$　2) $3.0 \times 10^4\,\text{J}$　3) $6.0 \times 10^2\,\text{K}$
4) $3.7 \times 10^4\,\text{Pa}$

〔出題者が求めたポイント〕
理想気体の状態方程式，内部エネルギー

〔解答のプロセス〕

1) 理想気体の状態方程式
$P_A V_A = n_A R T_A$　…①
$P_A = 8.3 \times 10^4$, $V_A = 0.24$, $T_A = 4.8 \times 10^2$, $R = 8.3$
を代入して
$n_A = \dfrac{8.3 \times 10^4 \times 0.24}{8.3 \times 4.8 \times 10^2}$
　　$= 5.0\,[\text{mol}]$　…(答)

2) $U_A = \dfrac{3}{2} n_A R T_A$
　　$= \dfrac{3}{2} P_A V_A$　（①より）
　　$= \dfrac{3}{2} \times 8.3 \times 10^4 \times 0.24$
　　　　　　（$P_A = 8.3 \times 10^4$, $V_A = 0.24$）
　　$= 2.988 \times 10^4$
　　$\fallingdotseq 3.0 \times 10^4\,[\text{J}]$　…(答)

3) Cを開ける前のB内の理想気体の状態方程式
$P_B V_B = n_B R T_B$　…②
$n_B = \dfrac{P_B V_B}{R T_B}$　$\begin{pmatrix} P_B = 2.4 \times 10^4 \\ V_B = 0.83 \\ T_B = 8.0 \times 10^2 \end{pmatrix}$
　$= \dfrac{2.4 \times 10^4 \times 0.83}{8.3 \times 8.0 \times 10^2}$
　$= 3.0\,[\text{mol}]$

コックCを開ける前と開けた後の内部エネルギーの和は等しい。よって，
$\underbrace{U_A + U_B}_{前} = \underbrace{U_{AB}}_{後}$
$\dfrac{3}{2} n_A R T_A + \dfrac{3}{2} n_B R T_B = \dfrac{3}{2}(n_A + n_B) R T$
$\iff (n_A + n_B) T = n_A T_A + n_B T_B$
$8.0 T = 5.0 \times 4.8 \times 10^2 + 3.0 \times 8.0 \times 10^2$
（$n_A = 5.0$, $n_B = 3.0$, $T_A = 4.8 \times 10^2$, $T_B = 8.0 \times 10^2$）
$T = 6.0 \times 10^2\,[\text{K}]$　…(答)

4) 理想気体の状態方程式
$p(V_A + V_B) = (n_A + n_B) R T$　（$V = V_A + V_B$）
$p = \dfrac{(n_A + n_B) R T}{V_A + V_B}$
　$= \dfrac{8.0 \times 8.3 \times 6.0 \times 10^2}{0.24 + 0.83}$　$\begin{pmatrix} V = 0.24 + 0.83 \\ R = 8.3 \\ T = 6.0 \times 10^2 \end{pmatrix}$
　$= \dfrac{8.0 \times 8.3 \times 6.0 \times 10^2}{1.07}$
　$= 372.3 \times 10^2$

愛知学院大学（歯）30年度　（32）

$$= 3.7 \times 10^4 [\text{Pa}] \quad \cdots (\text{答})$$

Ⅲ

〔解答〕

1) $\dfrac{E}{r+2R}[\text{A}]$　2) $R=\dfrac{r}{2}[\Omega]$　3) $\dfrac{E^2}{4r}[\text{W}]$

4) $\dfrac{2E}{2r+R}[\text{A}]$　5) $R=2r[\Omega]$　6) $\dfrac{E^2}{4r}[\text{W}]$

〔出題者が求めたポイント〕

直流回路での直列に接続された抵抗と，並列に接続された抵抗で消費される電力

〔解答のプロセス〕

1) 電圧降下

$$E-ir-i\cdot 2R=0$$

$$\therefore \quad i=\frac{E}{r+2R}[\text{A}] \quad \cdots ①$$

$$\cdots (\text{答})$$

2) $P=i^2(2R)$　（P：電力）

$$=\left(\frac{E}{r+2R}\right)^2 2R \quad （①より）$$

$$=2E^2\cdot\frac{R}{r^2+4Rr+4R^2}$$

$$=2E^2\cdot\frac{1}{\dfrac{r^2}{R}+4R+4r}$$

相加平均・相乗平均の関係より

$$\frac{r^2}{R}+4R\geqq 2\sqrt{\frac{r^2}{R}\cdot 4R}=4r$$

等号成立は $\dfrac{r^2}{R}=4R \Longleftrightarrow R=\dfrac{r}{2}$ のとき

したがって，分母は $R=\dfrac{r}{2}$ のとき最小となるのでこのとき，P は最大となる。

$$\therefore \quad R=\frac{r}{2}[\Omega] \quad \cdots (\text{答})$$

3) P の最大値 $P_{\max}$ は

$$P_{\max}=\left(\frac{E}{r+2\cdot\dfrac{r}{2}}\right)^2\cdot 2\cdot\frac{r}{2}$$

$$=\frac{E^2}{4r}[\text{W}] \quad \cdots (\text{答})$$

4) 電圧降下

$$E-Ir-\frac{I}{2}R=0$$

$$\therefore \quad I=\frac{2E}{2r+R}[\text{A}] \quad \cdots ②$$

$$\cdots (\text{答})$$

5) 並列部分の合成抵抗は $\dfrac{R}{2}[\Omega]$

よって，

$$P'=I^2\cdot\frac{R}{2} \quad （P'：電力）$$

$$=\left(\frac{2E}{2r+R}\right)^2\cdot\frac{R}{2} \quad （②より）$$

$$=\frac{4E^2}{R^2+4rR+4r^2}\cdot\frac{R}{2}$$

$$=\frac{2E^2}{R+\dfrac{4r^2}{R}+4r}$$

相加平均・相乗平均の関係より

$$R+\frac{4r^2}{R}\geqq 2\sqrt{R\cdot\frac{4r^2}{R}}=4r$$

等号成立は，$R=\dfrac{4r^2}{R} \Longleftrightarrow R=2r$ のとき

したがって，分母は $R=2r$ のとき最小となるのでこのとき，P' は最大となる。

$$\therefore \quad R=2r[\Omega] \quad \cdots (\text{答})$$

6) P' の最大値 $P'_{\max}$ は，

$$P'_{\max}=\left(\frac{2E}{2r+2r}\right)^2\cdot\frac{2r}{2}$$

$$=\frac{E^2}{4r}[\text{W}] \quad \cdots (\text{答})$$

化　学　解答　30年度

I
〔解答〕
問1　Ö::C::Ö
問2　$Ba(OH)_2 + CO_2 \longrightarrow BaCO_3 + H_2O$
問3　8.0×10^{-3} mol

〔出題者が求めたポイント〕
酸塩基（中和反応，逆滴定）

〔解答のプロセス〕
問3　CO_2 吸収後，残った溶液中に $Ba(OH)_2$ が残っており，その一部を塩酸で滴定している。

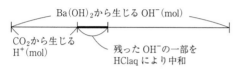

気体中に含まれる CO_2 を x mol とおくと，

$$\left(0.10 \times \frac{100}{1000} \times 2 - x \times 2\right) \times \frac{10\text{mL}}{100\text{mL}} = 0.050 \times \frac{8.0}{1000} \times 1$$

　　　$Ba(OH)_2$(mol)　　　　一部　　　HCl(mol)
　　　　　　残った OH^-(mol)

$x = 8.0 \times 10^{-3}$ (mol)

II
〔解答〕
問1　2.7
問2　4.7
問3　③
理由：中和により生じた塩である酢酸ナトリウムが次のように加水分解反応を起こす。
$$CH_3COO^- + H_2O \rightleftharpoons CH_3COOH + OH^-$$
よって，水酸化物イオンを生じるため，塩基性を示す。

〔出題者が求めたポイント〕
酸・塩基，中和反応と塩，電離平衡（緩衝溶液の pH）

〔解答のプロセス〕
問1　$[H^+] = \sqrt{CK_a}$
$= \sqrt{0.20 \times 2.0 \times 10^{-5}}$
$= 2.0 \times 10^{-3}$ (mol/L)
$pH = -\log_{10}[H^+]$
$= 3 - \log_{10} 2.0$
$= 2.7$

問2　NaOHaq を 10mL 滴下したときの量的関係は次のようになる。

　　　　$CH_3COOH + NaOH \longrightarrow CH_3COONa + H_2O$
反応前　$0.20 \times \frac{20}{1000}$　$0.20 \times \frac{10}{1000}$　　0　　　(mol)
反応　　$-0.20 \times \frac{10}{1000}$　$-0.20 \times \frac{10}{1000}$　$+0.20 \times \frac{10}{1000}$
平衡　　$0.20 \times \frac{10}{1000}$　　0　　$0.20 \times \frac{10}{1000}$

$$[CH_3COOH] = \frac{0.20 \times \frac{10}{1000}(\text{mol})}{\frac{20+10}{1000}(\text{L})} = \frac{0.20}{3} (\text{mol/L})$$

$$[CH_3COO^-] = \frac{0.20 \times \frac{10}{1000}(\text{mol})}{\frac{20+10}{1000}(\text{L})} = \frac{0.20}{3} (\text{mol/L})$$

この溶液は，CH_3COOH と CH_3COONa の混合溶液になっているので，緩衝溶液である。よって，

$K_a = \frac{[CH_3COO^-][H^+]}{[CH_3COOH]}$ より，

$[H^+] = K_a \times \frac{[CH_3COOH]}{[CH_3COO^-]}$

$= 2.0 \times 10^{-5} \times \frac{\frac{0.20}{3}}{\frac{0.20}{3}}$

$= 2.0 \times 10^{-5}$ (mol/L)

$pH = 5 - \log_{10} 2.0$
$= 4.7$

問3　NaOHaq を 20mL 滴下したとき，CH_3COOH は完全に中和され，CH_3COONa となっている。解答にもあるように，この CH_3COONa が加水分解反応を起こすため，OH^- が生じるので，溶液は塩基性を示す。

III
〔解答〕
問1　(ア) 還元　　(イ) 酸化　　(ウ) 酸化
　　(a) MnO_4^-　(b) Mn^{2+}
　　① $+7$　② $+2$
問2　酸化剤：$MnO_4^- + 8H^+ + 5e^- \longrightarrow Mn^{2+} + 4H_2O$
　　還元剤：$H_2O_2 \longrightarrow O_2 + 2H^+ + 2e^-$
問3　酸化剤：$H_2O_2 + 2H^+ + 2e^- \longrightarrow 2H_2O$
　　還元剤：$2I^- \longrightarrow I_2 + 2e^-$

〔出題者が求めたポイント〕
酸化・還元

〔解答のプロセス〕
問1　反応相手の物質を酸化させる物質を酸化剤といい，物質自身は還元(ア)される。
逆に，反応相手の物質を還元させる物質を還元剤といい，物質自身は酸化(イ)される。

問2，3　$KMnO_4$ のような強い酸化剤に対して H_2O_2 は還元剤としてはたらく。通常は，問3のように H_2O_2 は酸化剤としてはたらく。

IV
〔解答〕
問1　(ア) $(C_6H_{10}O_5)_n$

（イ）　$C_6H_{12}O_6$
（ウ）　デキストリン
（エ）　マルトース（または麦芽糖）
（オ）　マルターゼ
（カ）　セロビオース
（キ）　トリニトロセルロース（またはニトロセルロース）

問2　デンプンは加水分解されない。
　理由：アミラーゼの主成分はタンパク質であり，pH1.5のような強酸性では，変性してしまうため，失活するから。

問3　$[C_6H_7O_2(OH)_3]_n + 3nHNO_3$
　　　　　　　　$\longrightarrow [C_6H_7O_2(ONO_2)_3]_n + 3nH_2O$
（または$[C_6H_7O_2(OH)_3]_n + 3nxHNO_3$
　　　　　$\longrightarrow [C_6H_7O_2(OH)_{3-x}(ONO_2)_x]_n + 3nxH_2O$）

問4　色の変化が見られたもの：デンプン水溶液が無色から青紫色に変化する。
　理由：デンプンはらせん構造なので，ヨウ素分子がらせん内に取り込まれることで呈色するから。

問5　1.2×10^4 個

〔出題者が求めたポイント〕
糖類

〔解答のプロセス〕
問2　生体内ではたらく酵素は主成分がタンパク質なので，最適 pH が存在する。アミラーゼは中性付近でよくはたらく酵素なので，強酸性や強塩基性でははたらかない。

問3　セルロースが有するヒドロキシ基すべてが硝酸エステル化されるとトリニトロセルロースになる。問題に指示がないため，ヒドロキシ基の一部が硝酸エステル化されたニトロセルロースも解答になりうる。

問4　ヨウ素がデンプンのらせん構造に取り込まれることで呈色するので，直線構造のセルロースは呈色しない。

問5　デンプン$(C_6H_{10}O_5)_n$ の分子量 M は $M=162n$ と表せる。
　　　$M = 162n = 200 \times 10^4$
　　　$n = 1.23 \times 10^4$
　　　$\fallingdotseq 1.2 \times 10^4$（個）

生　物

解答

30年度

Ⅰ　細胞

〔解答〕

問1.　①原核　②真核　③細胞膜　④細胞壁
　　　　⑤細胞質基質　⑥ミトコンドリア　⑦細胞小器官

問2.　a　　問3.　セルロース　　問4.　c

問5.　ⅰ）ミトコンドリアや葉緑体は真核生物の細胞内
　　　に共生した原核生物が起源だとする説。
　　　ⅱ）ミトコンドリアも葉緑体も独自のDNAを持ち半
　　　自律的に分裂する。

〔出題者が求めたポイント〕

　細胞の構造に関する基礎知識を問う設問。

問3.　植物の細胞壁はセルロースを主成分にペクチンや
　　　リグニンを含む。真正細菌の細胞壁の主成分はムレイ
　　　ン（ペプチドグリカン）とよばれる成分である。

問5.　ミトコンドリアと葉緑体が二重の膜に包まれる理
　　　由として、かつては内側が原核生物起源の膜、外側が
　　　取り込んだ真核生物の膜と考えられていた。ところが
　　　最近の研究によると葉緑体外膜・内膜ともにシアノバ
　　　クテリア由来の膜である可能性が高まっている。

Ⅱ　血液

〔解答〕

問1.　（ア）血しょう　（イ）水　（ウ）炭酸水素
　　　　（エ）アルブミン　（オ）赤血球　（カ）ヘモグロビン
　　　　（キ）造血幹　（ク）血小板　（ケ）フィブリン
　　　　（コ）血液凝固

問2.　酵素プラスミンがフィブリンを分解するため、血
　　　ぺいが溶解する。

問3.　特定のホルモンを限定的に受容する受容体を持つ。

〔出題者が求めたポイント〕

　血液の成分や血液凝固・線溶に関する知識を要求する
設問である。

問1.　血しょう中にタンパク質は約8%存在し、そのう
　　　ち約60%がアルブミンである。アルブミンは血管内
　　　に水を保持する。

問2.　プラスミンはプラスミノーゲンとして血しょう中
　　　に存在し、血ぺい中でプラスミンに変化してフィブリ
　　　ンを分解する。

Ⅲ　光合成、化学合成

〔解答〕

問1.　（ア）クロロフィルa　（イ）H_2O（水）
　　　　（ウ）H^+（水素イオン、プロトン）　（エ）電子伝達
　　　　（オ）ストロマ　（カ）PGA（ホスホグリセリン酸）
　　　　（キ）GAP（グリセルアルデヒドリン酸）
　　　　（ク）カルビン・ベンソン回路

問2.　夜間に気孔を開いてCO_2を取り込んでリンゴ酸
　　　として液胞中に蓄え、日中に気孔を閉じたままリンゴ

酸からCO_2を取り出して光合成に利用する。

問3.　酵素反応には最適温度があり、光合成には多くの
　　　酵素が関わっているため光合成にも最適温度があるか
　　　ら。

問4.　生産者

〔出題者が求めたポイント〕

　光合成や窒素同化・化学合成に関する基本的知識を確
認する設問。

問2.　このような光合成を行う植物をCAM植物という。
　　　CO_2をリンゴ酸として貯蔵する点でC_4植物も知られ
　　　る。C_4植物では葉肉細胞でCO_2をリンゴ酸に取り込
　　　み、これを維管束鞘細胞に送る。維管束鞘細胞では高
　　　濃度のCO_2を利用して効率よく光合成を行うことが
　　　できる。CAM植物ではリンゴ酸の生成・貯蔵・利用
　　　が1つの葉肉細胞内で行われる。C_4植物にはサトウ
　　　キビやトウモロコシが知られる。

問4.　無機化合物を酸化して得られるエネルギーを利用
　　　して炭酸同化（CO_2から有機物を合成する働き）を行
　　　うことを化学合成という。炭酸同化能を有する生物は
　　　生産者である。

Ⅳ　受容器・神経・効果器

〔解答〕

問1.　①受容器　②効果器　③感覚　④運動
　　　　⑤グリア細胞（神経膠細胞）
　　　　⑥細胞体（神経細胞体）　⑦樹状突起
　　　　⑧軸索（神経繊維）　⑨シュワン細胞　⑩有髄
　　　　⑪ランビエ絞輪

問2.　絶縁体として働き、伝導速度を高めている。

問3.　跳躍伝導

〔出題者が求めたポイント〕

　受容器・神経・効果器の基礎知識を問うている。

平成29年度

問 題 と 解 答

平成29年度

英　語

問題

29年度

I

▶次の英文の（　　　）内に入れるのにもっとも適当なものをa～dの中から1つ選びなさい。（1～15）

(1) If you're thirsty, there's plenty of cold juice (　　　) the refrigerator.

    a．in

    b．through

    c．toward

    d．under

(2) You often forget to turn the light (　　　) when you leave your room. It's a waste of money!

    a．in

    b．off

    c．on

    d．up

(3) After we found his ball inside the room, Lionel (　　　) to us that he had broken the window.

    a．admitted

    b．committed

    c．limited

    d．permitted

(4) When I (　　　) the bus, the driver told me it was the wrong one, so I had to get off and wait for an hour.

    a．got on

    b．joined

    c．rode

    d．took on

(5) I am going to New Zealand for a year's research (　　　) a month.

　　a．at

　　b．by

　　c．in

　　d．until

(6) It is (　　　) that candidates for this position have at least two years'
management experience.

　　a．hope

　　b．hoped

　　c．hopeful

　　d．hopefully

(7) Buying a car is a big decision, and you should not rush it. Take a little
time to (　　　) it over.

　　a．buy

　　b．give

　　c．smooth

　　d．think

(8) As she was successful in the examination, Hiroko (　　　) to the
university next spring.

　　a．go

　　b．went

　　c．will be going

　　d．will have been

(9) Mr. Lee always (   ) notes while Ms. Yelland talks with the clients.

　　a．has taken

　　b．takes

　　c．took

　　d．will take

(10) I get too many messages from John nowadays. I can't read (   ) all.

　　a．him

　　b．myself

　　c．ourselves

　　d．them

(11) We are not yet sure when next year's examination will be held, but it will

　　be (   ) November 1.

　　a．around

　　b．at

　　c．on

　　d．until

(12) Neither Adam (   ) Thomas came to the party.

　　a．and

　　b．neither

　　c．nor

　　d．or

(13) Rachel took a second part-time job (   ) she needed the money.

   a. because

   b. but

   c. so

   d. though

(14) Gillian drives slowly, and checks her mirror. She is such a (   ) driver.

   a. careful

   b. patience

   c. rapid

   d. safety

(15) The next Olympic Games will be held in Tokyo, and it seems many Japanese people are excited by the (   ).

   a. dream

   b. prospect

   c. sight

   d. view

Ⅱ 次の会話では，ヘッドホンで音楽を聴いている Miki に Kevin が話しかけています。読んで設問に答えなさい。

Kevin : What's that you're listening to, Miki?

Miki : Sorry?

Kevin : I said *what's that you're listening to?*

Miki : Sorry, I couldn't hear you over the (　1　). It's *A Moon Shaped Pool*, the new album by Radiohead.

Kevin : Radiohead? I thought they stopped making music years ago!

Miki : Their last one was in 2011... five years ago, it's true. I think the members have been working on individual projects. (　2　), their lead guitarist, Jonny Greenwood, did the music for the movies *The Master* and *Inherent Vice*.

Kevin : But it's an old band, isn't it? They've been releasing albums longer than you've been alive!

Miki : Much longer. Their first album was released in 1993. That was the one with "Creep" on it. It's amazing that they are still going. It has been the same five guys since they started.

Kevin : So what's (　3　)?

Miki : I haven't really listened enough to be sure, yet. But I had already seen the videos of the first two songs, and they are fantastic.

Kevin : I seem to remember their early albums had a lot of songs with strong guitar parts. Are there any on the new album?

Miki : (　4　), though "Identikit" comes close. But I think the most impressive element is the arrangements for the orchestra. And even "True Love Waits", which they first played in 1995, has had the guitar replaced by pianos.

Kevin : What? There's a song on this album from 1995?

Miki : That's right. And the first song, "Burn The Witch", goes back to 2000.

Kevin : It really is an old band!

問 1 空所（ 1 ）に入れるのにもっとも適当なものを a 〜 d の中から 1 つ選び
なさい。

 a．band

 b．music

 c．radio

 d．telephone

問 2 空所（ 2 ）に入れるのにもっとも適当なものを a 〜 d の中から 1 つ選び
なさい。

 a．For example

 b．Instead

 c．On the whole

 d．Though

問 3 空所（ 3 ）に入れるのにもっとも適当なものを a 〜 d の中から 1 つ選び
なさい。

 a．on the first album

 b．the first album called

 c．the new album like

 d．the orchestra playing

問 4 空所（ 4 ）に入れるのにもっとも適当なものを a 〜 d の中から 1 つ選び
なさい。

 a．It's amazing

 b．Not really

 c．There are many

 d．They are on the old albums

問 5　次の英文は音楽グループ Radiohead のそれぞれの曲について述べています。本文の内容と一致するものを a ～ d の中から 1 つ選びなさい。

a．"Burn The Witch" was written long before it was on the new album.

b．"Creep" appears on the album *A Moon Shaped Pool*.

c．"Identikit" was first played in 1995.

d．"True Love Waits" was originally played on a piano.

問 6　本文の内容と**一致しないもの**を a ～ d の中から 1 つ選びなさい。

a．Miki has seen the video of "Burn The Witch".

b．Miki really likes some of the songs on *A Moon Shaped Pool*.

c．Miki thinks the guitars are the best part of the new album.

d．Miki was born after 1993.

愛知学院大学（歯）29 年度 （8）

Ⅲ 次の英文を読んで設問に答えなさい。

Are you happy? How happy are you? If you are not sure, then you could try to （ 1 ） the answer using this formula:

$$\text{Happiness}(t) = w_0 + w_1 \sum_{j=1}^{t} \gamma^{t-j} CR_j + w_2 \sum_{j=1}^{t} \gamma^{t-j} EV_j + w_3 \sum_{j=1}^{t} \gamma^{t-j} RPE_j$$

You may be surprised to learn that scientists have managed to work out happiness so precisely. The above formula comes from a 2014 study by scientists in London, involving analysis of brain chemistry as well as detailed examination of behavior and expectations. One of the most important results of the study is that happiness is strongly affected by expectations. To explain simply, if a good thing happens to us that we did not expect, it makes us happier than if the same thing happened but we expected it. In other words, pleasant （ 2 ） make us happy!

It seems unlikely that the results of the 2014 study will suddenly make us all happier. Nevertheless, it is not just scientists who are paying more (3) attention to happiness. The government of Bhutan measures Gross National Happiness, which it considers more important than the more common Gross National Product, an economist's measure of how rich a country is. The same idea has occasionally been taken up by Western politicians. In 2010 the Prime Minister of Great Britain, David Cameron, started measuring national happiness, saying that rather than coming from （ 4 ）, "it's about the beauty of our surroundings, the quality of our culture and, above all, the strength of our relationships." Sadly, he seemed to forget about the idea soon afterwards.

One part of Cameron's answer that appears in many studies of happiness is that money does not guarantee happiness. Certainly you are more likely to be happy if you are not living in poverty. But once you have enough for your everyday needs, extra money (5). In fact, it seems that spending money on other people is more likely to make you happy than spending it on yourself.

Pharrell Williams had an international hit in 2014 with his song "Happy." He sang that happiness was a room without a roof. He may have been right. But which part of the London scientists' formula is the roof?

(notes) Bhutan ブータン   Gross National Product 国民総生産

問 1 空所(1)に入れるのにもっとも適当なものをa～dの中から1つ選び
なさい。
　　a．calculate
　　b．collect
　　c．count
　　d．criticize

問 2 空所(2)に入れるのにもっとも適当なものをa～dの中から1つ選び
なさい。
　　a．expectations
　　b．results
　　c．scientists
　　d．surprises

問 3 下線部(3)の意味としてもっとも適当なものをa～dの中から1つ選びなさ
い。
　　a．科学者は他の何よりも幸福に関心を寄せている。
　　b．科学者だけが幸福に関心を寄せているわけではない。
　　c．科学者ほど幸福に関心を寄せている人々はいない。
　　d．科学者は幸福だけに関心を寄せているわけではない。

問 4 　空所（ 　4 　）に入れるのにもっとも適当なものをa ～ dの中から１つ選び
　　なさい。
　　　　a ．quality
　　　　b ．science
　　　　c ．strength
　　　　d ．wealth

問 5 　空所（ 　5 　）に入れるのにもっとも適当なものをa ～ dの中から１つ選び
　　なさい。
　　　　a ．does not make you very much happier
　　　　b ．makes more good things happen
　　　　c ．makes you feel poorer
　　　　d ．will be spent on other people

問 6 　本文の内容と**一致しないもの**をa ～ dの中から１つ選びなさい。
　　　　a ．科学者はブータンの国民が幸福であるという結論を出した。
　　　　b ．ブータン政府は幸福を経済的な豊かさよりも重要だと考えている。
　　　　c ．"Happy" という曲は多くの国々でヒットした。
　　　　d ．人は，他人のためにお金を使うことで幸福感を持つことができる。

Ⅳ

(A) 次の日本文を英文に直しなさい。

(1) 私にはフィンランド(Finland)出身の友人がいて，彼女は日本のお城 (castles)についてよく知っている。

(2) 洋子は外国へ行ったことがないのに，3ヶ国語を話すことができる。

(B) 次の日本文の意味になるように，それぞれの英文の(　　　)内に適当な1語 を入れなさい。

(1) 「もしもし。アンディさんをお願いします。」

「すみませんが，番号が違っていませんか。」

"Hello. May I speak to Andy, please?"

"I'm sorry. I think you have the (　イ　) number."

(2) 「名古屋マラソンに参加するんだって？」

「うん。完走するようがんばるよ。」

"I heard you're entering the Nagoya Marathon."

"Yes, I'm going to (　ロ　) my best to finish."

(3) 「ちゃんと電子辞書を持って来た？」

「あっ，いけない！家に置いてきちゃった。」

"You remembered to (　ハ　) your electronic dictionary, didn't you?"

"Oh no! I left it at home."

(4) 彼が家を出るとすぐに雨が強く降り出した。

No (　ニ　) had he stepped out of the door than rain started pouring down.

(5) アメリカで勉強するのを楽しみにしています。

I'm looking forward to (　ホ　) in the USA.

数　学

問題　　　　　　　　　　　29年度

1　次の値を求めなさい。

(1)　$\sin \dfrac{5}{12}\pi$

(2)　$\cos\left(-\dfrac{7}{12}\pi\right)$

(3)　$\tan \dfrac{\pi}{8}$

2　$f(x) = \dfrac{8}{5}(x^5 - 1) - \dfrac{k}{2}(x^4 - 1)$ とする。ただし，k は正の定数とする。

(1)　$f(0)$ と $f(1)$ の値を求めなさい。

(2)　$f(x)$ の極大値，極小値と，そのときの x の値をそれぞれ求めなさい。

(3)　すべての $x \geqq 0$ において $f(x) \geqq 0$ となるとき，k の値を求めなさい。

$\boxed{3}$

(1) 2次方程式 $x^2 - 8x + 10 = 0$ の2つの解を α, β とするとき, $\alpha^2 + \beta^2$, $\alpha^3 + \beta^3$, $\alpha^4 + \beta^4$ の値をそれぞれ求めなさい。

(2) 不等式 $(x^2 - 2x - 11)^2 + 4(x^2 - 2x) - 76 \leqq 0$ を満たす最大の x と最小の x を求めなさい。

$\boxed{4}$

(1) 袋の中に白玉が4個,赤玉が6個入っている。この中から3個取り出すとき,白玉が2個以上出る確率を求めなさい。

(2) 事象 A, B およびそれらの余事象 $\overline{A}$, $\overline{B}$ に関する確率について,
$$P(A) = \frac{1}{2}, \quad P(B) = \frac{2}{3}, \quad P(A \cap \overline{B}) + P(\overline{A} \cap B) = \frac{1}{4}$$
となっているとき,3つの確率 $P(A \cap B)$, $P_B(A)$, $P_{\overline{A}}(B)$ を求めなさい。ただし,記号 $P_E(F)$ は事象 E が起こったという条件のもとで事象 F が起こる条件つき確率を表す。

物 理

問題　29年度

I 図1のように，長さ L [m]，質量 M [kg]の一様な棒ABをなめらかで鉛直な壁に立てかけた。棒は，一端Aで水平な床と接し，他端Bで壁と接しており，床と壁の交点OからAまでの距離と，OからBまでの距離との比が3：4であった。棒と床の間の静止摩擦係数を μ，重力加速度の大きさを g [m·s^{-2}]として，つぎのおのおのに答えなさい。

(1) Aにおいて棒にはたらく垂直抗力の大きさ。
(2) Bにおいて棒にはたらく垂直抗力の大きさ。

棒に質量 m [kg]の小物体1個を静かにつける。

(3) ABを2：1に内分する点に小物体をつけたとき，棒は静止したままであった。このとき，Aにおいて棒にはたらく摩擦力の大きさ。
(4) Bに小物体をつけたとき，棒が静止したままであるための μ の最小値。

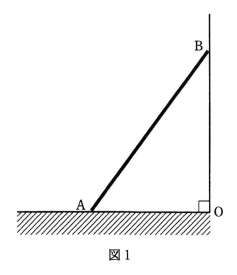

図1

Ⅱ　それぞれ異なる物質でできた同じ質量の3つの物体A，B，Cがある。これらを順番に加熱装置に入れてそれぞれの物体の温度変化を測定した結果が，図2に示されている。3つの物体は，いずれも固体から温められて液体になった。この加熱装置が単位時間あたり物体に与えた熱エネルギーは一定であったとして，つぎのおのおのに答えなさい。

(1)　Aについて固体の比熱と液体の比熱を比較すると，どちらの方が大きいか。

(2)　A，B，Cを，以下の量の大きい(または高い)順に左から並べなさい。
　(ア)　融点
　(イ)　液体の比熱
　(ウ)　固体の熱容量
　(エ)　融解熱

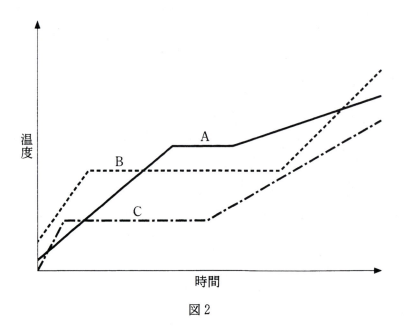

図2

Ⅲ 真空中に一様な電場があり，その電場の電気力線にそって $0.50\,\mathrm{m}$ はなれた 2 点 A，B がある。A の電位は，B よりも $2.5 \times 10^2\,\mathrm{V}$ 高い。つぎのおのおのに答えなさい。

(1) 電場の向き。

(2) 電場の強さ。

　　質量 $3.2 \times 10^{-26}\,\mathrm{kg}$，電気量 $6.4 \times 10^{-19}\,\mathrm{C}$ の荷電粒子を A に静かに置くと，この粒子は静電気力を受けて移動し始めた。

(3) 粒子が A から B に移動するまでに，静電気力がする仕事。

(4) B での粒子の速さ。

化　学

問題

29年度

問題はⅠからⅣまであります。解答はすべて指定の解答欄に記入しなさい。

計算を必要とする問では，根拠となる計算式も記入しなさい。計算においては，原子量を H ＝ 1.0，C ＝ 12，N ＝ 14，O ＝ 16 とし，標準大気圧を 1.01×10^5 Pa とする。

Ⅰ　気体は全て理想気体で，気体間の反応はないものとして，文章を読み，問に答えなさい。問1，問3では，有効数字2桁で答えなさい。

　　3.0 L の容器に，水素と窒素が，質量百分率でそれぞれ 30 %，70 % で混合されている。このとき，容器内は 27 ℃ で，3.50×10^5 Pa であった。

問 1　水素と窒素の分圧を求めなさい。

　　さらに，この容器にヘリウム（27 ℃）を加え，全圧を 5.52×10^5 Pa とした。

問 2　この結果，容器内の水素と窒素の分圧はそれぞれどのようになりますか。下から選び，記号で答えなさい。
　　ア）高くなる
　　イ）低くなる
　　ウ）変わらない

問 3　加えられたヘリウムの物質量を求めなさい。

II 文章を読み，問に答えなさい。計算問題では有効数字2桁で答えなさい。

氷酢酸 CH_3COOH（密度 $1.05\,g/cm^3$，質量パーセント濃度 98 %）を水で 10 倍希釈した水溶液（　A　）が 300 mL ある。これを 10.0 mL とり，濃度不明の水酸化バリウム $Ba(OH)_2$ 水溶液で完全中和したら 20.0 mL を要した。

問1　（　A　）のモル濃度を求めなさい。

問2　水酸化バリウム水溶液のモル濃度を求めなさい。

問3　（　A　）は弱酸に分類されるが，その理由を以下から選び，その記号を書きなさい。
　　ア）価数が1であるから
　　イ）濃度が低いから
　　ウ）毒性が低いから
　　エ）密度が低いから
　　オ）電離度が低いから

問4　この中和反応に用いる pH 指示薬としてはどれが適切ですか。その記号を書き，理由を簡潔に書きなさい。
　　ア）フェノールフタレイン
　　イ）メチルオレンジ
　　ウ）上記の何れでもいい

III A)〜C)の文章を読み，問に答えなさい。

A）水に塩化ナトリウムを溶かしていくと，やがて飽和水溶液になり，さらに固体の NaCl と水溶液中の Na^+ と Cl^- との間に（　ア　）平衡が成り立つようになる。<u>この溶液に気体の塩化水素を吹き込むと，新たに固体の NaCl が沈殿してくる。</u>

問 1　（　ア　）に適する語句を書きなさい。また，この平衡を表す式（　イ　）を書きなさい。

問 2　下線部の反応について答えなさい。

ウ）この反応が起こったのは，どのような現象があるからですか。その現象名を書きなさい。

エ）また，具体的にはどのような変化が起こったのかを簡潔に説明しなさい。

B）Zn^{2+} や Cu^{2+} を含む水溶液を酸性にして，硫化水素を通すと（　オ　）色の（　カ　）だけが沈殿する。水溶液を中性から塩基性にすると（　キ　）色の（　ク　）も沈殿する。これは，（　カ　）の（　ケ　）が（　ク　）のそれよりも非常に小さいからである。

問 3　（　オ　）〜（　ケ　）に適する語句や化学式を書きなさい。

C）弱酸とその（　コ　），あるいは弱塩基とその（　コ　）の混合液は，少量の酸や塩基を加えても pH があまり変化しない。

問 4　（　コ　）に適する語句を書きなさい。また，この作用を示す溶液の名称（　サ　）を書きなさい。

IV あるタンパク質の水溶液に以下の実験を行った。問に答えなさい。

1) 濃硝酸を加えて熱すると（　A　）色になり，さらにアンモニア水を加えたら（　B　）色になった。この反応は（　ア　）反応とよばれる。この結果から，このタンパク質には（　a　）を含む（　b　）のようなアミノ酸が含まれていることがわかる。

2) 濃い水酸化ナトリウム水溶液を加え加熱し，酢酸で中和した後，酢酸鉛(Ⅱ)を加えたら（　C　）色の（　イ　）の沈殿が生じた。この結果から，このタンパク質には（　c　）を含む（　d　）のようなアミノ酸が含まれていることがわかる。

3) 水酸化ナトリウム水溶液を加え，薄い硫酸銅(Ⅱ)水溶液を加えると（　D　）色になった。この反応は（　ウ　）反応とよばれる。この結果から，このタンパク質には2つ以上の（　e　）結合のあることがわかる。

問 1　（　A　）〜（　D　）に適する色を書きなさい。

問 2　（　ア　），（　ウ　）に適する反応名を，（　イ　）には化学式を書きなさい。

問 3　（　a　）〜（　e　）に適するものを語群から選んで書きなさい。

〔語　群〕

エステル	ペプチド	ベンゼン環	三重結合
硫　黄	鉄	グリシン	システイン
リシン	アラニン	フェニルアラニン	

生　物

問題

29年度

Ⅰ　次の文章を読んで，以下の問に答えなさい。

　　生物の特徴の一つは，基本単位である細胞でできているということである。1個の細胞でできている生物を（　1　），複数個の細胞でできている生物を（　2　）という。一方，細胞内に膜で囲まれた複雑な構造（細胞小器官）をもつ細胞は（　3　）といわれ，これらを持たないより単純な細胞である（　4　）と区別される。

問 1. 文章中の（　1　）～（　4　）に入る語句を答えなさい。

問 2. （　3　）からなる生物の例を二つ，（　4　）からなる生物の例を一つ，次の㋐～㋓より選び記号で答えなさい。

　　㋐　大腸菌　　　　　　　　　　㋑　インフルエンザウイルス
　　㋒　マウス　　　　　　　　　　㋓　アブラナ

問 3. 次にあげる細胞内の構造あるいは構成物(a)〜(e)について，その働きをAの選択肢から，該当する模式図をBの図中から選び，記号で答えなさい。

(a) 核　　　　　　(b) ミトコンドリア　　　　(c) 葉緑体
(d) 細胞膜　　　　(e) 細胞質基質

A　(あ) 細胞の内部と外部との隔たりをつくる構造。
　　(い) 細胞内に通常一つしかない構造でDNAを含む。
　　(う) 光のエネルギーを用いて，光合成を行う。
　　(え) 酸素を用いた呼吸により大量のATPを産生する。
　　(お) 呼吸の第一段階(解糖系)が行われる。

B

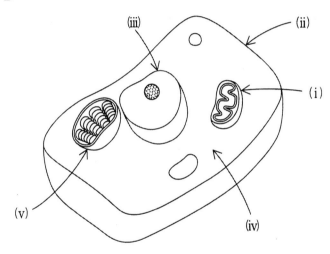

Ⅱ　次の文章を読んで，以下の問に答えなさい。

　　過酸化水素水に酸化マンガン(Ⅳ)を加えると，気体が発生する。また酸化マンガ
ン(Ⅳ)の代わりに肝臓片のすりつぶし液を加えても，同様に気体が発生する。これ
は肝臓に含まれる酵素が酸化マンガン(Ⅳ)と同様の作用を持つことによる。この操
作に以下のような変更を加え，実験を行った。③，④以外の実験は，全て室温で
行っている。

①　過酸化水素水に，煮沸してから冷ました酸化マンガン(Ⅳ)液を加えた。

②　過酸化水素水に，煮沸してから冷ました肝臓すりつぶし液を加えた。

③　過酸化水素水に酸化マンガン(Ⅳ)液を加え，10 ℃から60 ℃まで温度を変化
　　させながら気体の発生を観察した。

④　過酸化水素水に肝臓すりつぶし液を加え，10 ℃から60 ℃まで温度を変化さ
　　せながら気体の発生を観察した。

⑤　過酸化水素水に肝臓すりつぶし液を加え，十分な時間反応させた。気体発生が
　　止まったのを確認してから，その液に過酸化水素水を追加した。

⑥　過酸化水素水に肝臓すりつぶし液を加え，十分な時間反応させた。気体発生が
　　止まったのを確認してから，その液に肝臓すりつぶし液を追加した。

問 1．下線部アで起きている反応を化学反応式で答えなさい。

問 2．下線部イの酵素名を答えなさい。

問 3．過酸化水素水は常温で長期間放置しておくと，自然にこの反応を起こしてし
　　　まうことがある。このことから，酸化マンガン(Ⅳ)や酵素にはどのようなはた
　　　らきがあると考えられるかを，簡潔に説明しなさい。

問 4．実験①では気体が発生し，実験②では気体は発生しなかった。この結果は，
　　　肝臓液中の酵素が何からできていることを反映していますか。

問 5. 実験①と②が**問 4**にあるような結果となったのは，酵素にどのような変化が生じたことが原因ですか。

問 6. 実験③と④とでは，気体の発生速度(単位時間あたりの気体発生量)にそれぞれどのような変化が見られると考えられますか。

問 7. 実験⑤と⑥の結果として正しいものを次の選択肢から一つ選び，記号で答えなさい。また，それを選んだ理由を説明しなさい。

(a) ⑤は気体を発生するが，⑥は発生しない。

(b) ⑤は気体を発生しないが，⑥は発生する。

(c) どちらも気体を発生する。

(d) どちらも気体を発生しない。

Ⅲ 次の文章を読んで，以下の問に答えなさい。

　細胞で使われる酸素(O_2)は肺呼吸により体内に取り入れられる。吸い込んだ空気(吸気)のなかのO_2は血液により各組織の細胞に運ばれる。血液の液体成分に溶け込むO_2の量は限られているが，赤血球中に多く存在する（　ア　）にO_2は結合して運搬される。一方，各組織の細胞でできた二酸化炭素(CO_2)は（　イ　）となり，血液の液体成分に溶けた状態で肺まで運搬され，肺ではCO_2に戻って吐く息(呼気)に出される。

　ヒトの呼気のなかに含まれるO_2とCO_2の量を見積もってみる。ヒト一人が炭水化物を一日に480 g摂取するとする。それを単糖にして体内に吸収する。吸収された単糖は血液により各組織の細胞に運ばれてエネルギー源として利用される。摂取した炭水化物を全てエネルギーに変えるときに出るCO_2量を計算で求めることができる。ヒトは毎分平均10回呼吸しており，1回の呼吸で0.5 Lの吸気と呼気の出し入れがあるとする。すると，呼気に含まれるCO_2の濃度は平均約（　ウ　）％になる。また，呼気に含まれるO_2の濃度は平均約（　エ　）％に減少していることになる。

　ヒトは安静時でも，かなりのエネルギーを消費している。なぜなら，心臓は拍動し，肺は呼吸運動をし，消化器官，脳，腎臓など様々な臓器の活動が止まらないからである。さらに，運動を始めると，筋肉中のエネルギー消費量が上がる。そのため，O_2消費とCO_2産生が上昇する。すなわち，単位時間あたりの呼吸量が増える。運動を止めた後の休憩時間でもしばらくは呼吸量が多く，運動開始前の状態に回復するまで筋肉のエネルギー消費は高い。

　運動しているときには，細胞が排出するCO_2の量は増える。すると血液中の（　イ　）の濃度が上がり，血液の（　オ　）が下がって全身の組織にとって有害となる。そこで，通常は呼吸数を増やしてCO_2を体外に排出する。逆に，運動していないときに無理に呼吸を速く繰り返すと，気分が悪くなることがある。これは呼気からのCO_2の放出が必要以上に増えて，血液の（　オ　）が上がって脳の活動に支障をきたすからである。血液中では溶け込んでいるタンパク質が重要な緩衝物質の一つとして働いており，二酸化炭素が血液の（　オ　）に与える影響を少なくしている。

問 1. 下線部⒜で示す血液の液体成分は，何とよばれますか。

問 2. （　ア　）はタンパク質である。その名称を答えなさい。

問 3. （　イ　）はあるイオンである。その化学式を答えなさい。

問 4. 下線部⒝の働きをする消化酵素の名称を一つ答えなさい。

問 5. 下線部⒞の内容を，糖がグルコース（$C_6H_{12}O_6$）の場合について化学反応式で表すと次のようになる。解答欄にある式中の（　　　）に適当な数字を入れなさい。

$$C_6H_{12}O_6 + (\quad)O_2 + (\quad)H_2O \longrightarrow$$
$$(\quad)CO_2 + (\quad)H_2O + エネルギー$$

問 6. 前問の式にあるエネルギーは，アデノシン三リン酸（ATP）に蓄えられる。グルコースが完全に酸化された場合，グルコース 1 分子から ATP は最大何分子できますか。

問 7. （　ウ　）と（　エ　）にあてはまる数値を計算して，小数第一位を四捨五入して答えなさい。なお，必要に応じて以下の数値を用いなさい。

　炭素（C），水素（H），酸素（O）の原子量はそれぞれ 12，1，16。1 モルの気体の体積は 22.4 L。吸気中の O_2 と CO_2 の濃度はそれぞれ 21 % と 0.03 %。

問 8. 下線部(d)に関して，この回復過程に筋肉細胞内で起こっている反応として適切なものを次の選択肢から三つ選び，番号で答えなさい。

① グルコースをピルビン酸に分解してATPを合成する。

② ADPとクレアチンリン酸からATPを合成する。

③ アセチルCoAを酸化してATPを合成する。

④ NADHを利用して，ピルビン酸を還元し乳酸にする。

⑤ NADHやFADH$_2$を吸気の酸素で酸化しながらATPを合成する。

問 9. （ オ ）にあてはまる最も適切な語句を答えなさい。

Ⅳ 動物の行動に関する以下の問に答えなさい。

問 1. 動物が環境から受ける特定の刺激に対して生まれつき備わった定型的な行動を起こす時，この行動は何と呼ばれますか（ⅰ）。また，こうした行動を引き起こす刺激は何と呼ばれますか（ⅱ）。

問 2. 問1のような行動のうち，刺激源に対して近づくように移動したり，遠ざかるように移動したりする行動様式は何と呼ばれますか（ⅰ）。また，その具体的な例を一つ挙げなさい（ⅱ）。

問 3. 問1のような行動の中には，同種の他個体が合成し体外に分泌した化学物質によって引き起こされるものもある。このとき，体外に放出された化学物質を何と呼ぶか，答えなさい（ⅰ）。また，その具体例を，種名と行動の種類を含めて一つ示しなさい（ⅱ）。

問 4. 渡り鳥は方角を認識する仕組みを使って長距離の渡りをする。方角を知る手がかりの一つは太陽の位置である。太陽の位置を基準にして方角を知るしくみは何と呼ばれるか，答えなさい（ⅰ）。また，夜間や曇天時などには他の手がかりが必要となるが，そうした時に使われる手がかりとして知られているものを一つ挙げなさい（ⅱ）。

問 5. 経験によって行動が変化し，その行動が長く続く時，この行動変化は学習と呼ばれる。学習の一つとして，害のない刺激を繰り返し受けるとその刺激に反応しなくなるという現象がある。こうした学習は何と呼ばれますか。

問 6. カモなどの雛は，ふ化後間もない時期に見た動く物体を親として認識してそれを追いかける習性がある。このように，発育初期の限られた時期に行動の対象を記憶する学習は何と呼ばれますか（ⅰ）。また，こうした学習は個体の成長発達の特定の時期にしか成立しないが，そうした時期は何と呼ばれますか（ⅱ）。

英　語

解答　29年度

I

〔解答〕

(1) a　(2) b　(3) a　(4) a　(5) c
(6) b　(7) d　(8) c　(9) b　(10) d
(11) a　(12) c　(13) a　(14) a　(15) b

〔出題者が求めたポイント〕

語法総合問題

(1) 「あなたが喉かわいているなら、冷蔵庫の中に冷たいジュースがたくさんあるよ。」
「～の中に」は in

(2) 「あなたは部屋を出るときに電気を消すのをよく忘れる。お金の無駄よ！」
「(電気などを)消す」は turn ～ off

(3) 「ライオネルは自分のボールが部屋の中にあるのを見つけた後、窓を割ったことを認めた。」
admit　認める　　commit　(罪を)犯す
limit　制限する　　permit　許可する

(4) 「私がバスに乗った時運転手が違うバスだと言ったので、私は降りて1時間待たなければならなかった。」
get on　乗る　　join　参加する
ride　(馬や自転車に)乗る
take on　(人を)乗せる

(5) 「私は1か月たったら、1年間の研究のためにニュージーランドに行く予定だ。」
「1か月たって」は in a month　　他の前置詞は後に特定の日にちや時間をとる

(6) 「このポジションにつく候補者は、少なくとも2年の経営経験を持っていることが望まれる。」
「that 以下が望まれる」It is hoped that ～

(7) 「車を買うことは大きな決断だから急いではいけません。熟考する時間を少し持ちなさい。」
「～を熟考する」think ～ over

(8) 「ひろ子は試験に合格したので、来春大学に行くことになるだろう。」
next spring とあるので未来(進行)形が適切。

(9) 「リーさんはイエランドさんがクライアントたちと話す間はいつもメモを取る。」
後の従属節からみて現在時制が適切。

(10) 「最近ジョンからのメッセージが多すぎる。私は全部を読むことはできない。」
messages を指すので代名詞は them

(11) 「来年の試験がいつあるのか確かではないが、11月1日あたりになるだろう。」
確かでないので日付を限定する on は不適。
「～頃」の around が正解。

(12) 「アダムもトーマスもパーティーに来なかった。」
「A も B も～ない」neither A nor B

(13) 「レイチェルはお金が必要だったので、ふたつめのアルバイトについた。」

前後の節の文意から判断して because が適切。

(14) 「ジリアンゆっくり運転してミラーをチェックする。彼女はそれほど慎重なドライバーだ。」
careful　慎重な　　patience　忍耐
rapid　すばやい　　safety　安全

(15) 「次のオリンピックは東京で開かれるだろう。そして多くの日本人はその見通しに興奮しているようだ。」
「見通し」は prospect
dream　夢　　sight、view　眺め

II

〔解答〕

問1　b　　問2　a　　問3　c
問4　b　　問5　a　　問6　c

〔出題者が求めたポイント〕

会話文の内容理解と空所補充

問5　選択肢の意味

a. Burn The Witch は新しいアルバムに入れられるずっと前に書かれた。

b. Creep は A Moon Shaped Pool というアルバムにある。(Creep は 1993年のアルバムに入っていた。)

c. Identikit は 1995年に最初に演奏された。(Identikit は新しいアルバムの曲である。)

d. True Love Waits はもともとピアノで演奏された。(もとはギター曲である。)

問6　選択肢の意味

a. ミキは Burn The Witch のビデオを見たことがある。

b. ミキは A Moon Shaped Pool の中の曲のいくつかをとても気に入っている。

c. ミキはギターが新しいアルバムの一番いいパートだと思っている。(ギターがピアノに替わったりしているオーケストラ用の編曲が気に入っていると言っているので、この記述は誤り。)

d. ミキは 1993年以降に生まれた。

〔全訳〕

ケヴィン：何を聞いているの、ミキ。

　ミキ：なに？

ケヴィン：何を聞いているのって言ったんだよ。

　ミキ：ごめん。音楽を聴いてて聞こえなかった。A Moon Shaped Pool というレディオヘッドの新しいアルバムよ。

ケヴィン：レディオヘッド？　何年も前に歌を作るのをやめたと思ってたけど。

　ミキ：最後のが 2001年だから、そうね、5年前だわ。メンバーはそれぞれのプロジェクトをやっていたんだと思うわ。たとえば、リードギターのジョニー・グリーンウッドは The Master and Inherent Vice という映画の音楽をやったのよ。

ケヴィン：でも古いバンドだよね。彼らは君が生まれる
　　　　前からアルバムをリリースしてきたんだよ
　　　　ね。

　ミキ：生まれるずっと前からよ。最初のアルバムは
　　　　1993 年にリリースされたの。Creep が入っ
　　　　ているやつよ。彼らがまだやっているって驚
　　　　きだわ。始めた時から 5 人同じメンバーなの
　　　　よ。

ケヴィン：それで新しいアルバムはどんな感じ。

　ミキ：それが言えるほどはまだ聴き込んでいない
　　　　の。でも最初の 2 つの歌のビデオはもう見た
　　　　んだけど、素晴らしかったわ。

ケヴィン：初期のアルバムにはギターパートの強烈な曲
　　　　がたくさんあったのを、覚えている気がす
　　　　る。新しいアルバムにはそういうのある？

　ミキ：そうでもないわ。でも Identikit が近いかな。
　　　　だけど一番感動する部分はオーケストラのた
　　　　めの編曲よ。1995 年に最初に演奏された
　　　　True Love Waits でも、ギターがピアノに替
　　　　わってるの。

ケヴィン：え？　このアルバムには 1995 年の曲もある
　　　　の？

　ミキ：そうなのよ。最初の曲の Burn The Witch
　　　　は 2000 年までさかのぼるの。

ケヴィン：ほんとに古いバンドなんだね！

Ⅲ

〔解答〕

問1　a　　問2　d　　問3　b
問4　d　　問5　a　　問6　a

〔出題者が求めたポイント〕

問5　選択肢の意味

a.（余分なお金は）あなたをもっと幸せにするのではな
　　い
b.（余分なお金は）良いことがもっと起こるようにする
c.（余分なお金は）あなたをより貧しいと感じさせる
d.（余分なお金は）他の人々に使われる

問6　科学者の結論は「幸福は期待に強く影響される」
　　というものであってブータンのことではないので⒜が
　　誤り。

〔全訳〕

　あなたは幸福か。あなたはどれくらい幸福か。よくわ
からないなら、この数式を使って答えを計算することが
できる。

$$幸福(t) = w_0 + w_1 \sum_{j=1}^{t} r^{t-j} CRj + w_2 \sum_{j=1}^{t} r^{t-j} EVj$$
$$+ w_3 \sum_{j=1}^{t} r^{t-j} RPE_j$$

　科学者がこれほど正確に幸福を測っていることを知っ
てあなたは驚くだろう。上の数式は、2014 年にロンド
ンであった科学者たちによる研究、行動と期待の詳細に
わたるテストだけでなく脳化学の分析なども含まれる研

究からもってきたものである。研究のもっとも重要な結
論は、幸福は期待に強く影響されるということである。
簡単に説明すると、期待していない良いことが起こる
と、同じことが期待していて起こった場合よりも、幸福
度は大きいということである。言い換えると、嬉しい驚
きは私たちを幸せにするということだ。

　2014 年の研究の結果によって私たちみんなが急に幸
せになるということはなさそうだ。しかし、⑶幸福によ
り注目しているのは科学者だけではない。ブータン政府
は Gross National Happiness を測っている。国がどれ
くらい豊かであるかを測る経済学者の尺度である、もっ
と一般的な Gross National Product よりも、こちらの
ほうが重要であると政府は考えている。同じ考えは欧米
の政治家たちにときどき取り上げられてきた。2010 年
にイギリスの首相デイヴィッド・キャメロンは、幸福は
富から来るのではなく、「美しい環境、質の高い文化、
何にもまして強い人間関係のことだ」と言って、国の幸
福度を測り始めた。残念なことに、彼はその後すぐにそ
の考えを忘れてしまったようだ。

　キャメロンの答えのある部分、多くの幸福の研究に見
られる部分は、お金は幸福を保証するものではないとい
うことだ。確かに、貧困の中に暮らしていないほうが幸
せだろう。だが、日常の必要を満たすくらい持っていれ
ば、余分なお金があなたをさらに幸せにすることはな
い。実際、他の人たちにお金を使うほうが、自分自身の
ためにお金を使うよりも、あなたを幸せにすることはあ
りそうだ。

　ファレル・ウィリアムスには 2014 年に世界でヒット
した歌「Happy」がある。幸せは屋根のない部屋だと彼
は歌った。彼は正しかったかも知れない。しかし、ロン
ドンの科学者たちの数式のどの部分が屋根なのだろう
か。

Ⅳ

〔解答〕

(A) (1) I have a friend from Finland, who knows a
　　　 lot bout Japanese castles.
　　(2) Though Yoko has never been abroad, she
　　　 can speak three languages.

(B) (1) wrong　　(2) do　　(3) bring
　　(4) sooner　　(5) studying

数　学

解　答

29年度

❶

〔解答〕

(1) $\dfrac{\sqrt{6}+\sqrt{2}}{4}$　　(2) $\dfrac{\sqrt{2}-\sqrt{6}}{4}$　　(3) $\sqrt{2}-1$

〔出題者が求めたポイント〕

数Ⅱ　三角関数

(1), (2) $\dfrac{\pi}{12}=15°$, $\dfrac{5\pi}{12}=75°$, $\dfrac{7\pi}{12}=105°$ などの正弦,

余弦の値は加法定理を使う。

(3) $\dfrac{\pi}{8}=22.5°$ の値は半角の公式を使う。

〔解答のプロセス〕

(1) 正弦の加法定理により

$$\sin\frac{5}{12}\pi=\sin\left(\frac{\pi}{4}+\frac{\pi}{6}\right)$$

$$=\sin\frac{\pi}{4}\cos\frac{\pi}{6}+\cos\frac{\pi}{4}\sin\frac{\pi}{6}$$

$$=\frac{\sqrt{2}}{2}\cdot\frac{\sqrt{3}}{2}+\frac{\sqrt{2}}{2}\cdot\frac{1}{2}$$

$$=\frac{\sqrt{6}+\sqrt{2}}{4}$$

(2) $\cos\left(-\dfrac{7}{12}\pi\right)=\cos\dfrac{7}{12}\pi$ である。余弦の加法定理

により

$$\cos\frac{7}{12}\pi=\cos\left(\frac{\pi}{4}+\frac{\pi}{3}\right)$$

$$=\cos\frac{\pi}{4}\cos\frac{\pi}{3}-\sin\frac{\pi}{4}\sin\frac{\pi}{3}$$

$$=\frac{\sqrt{2}}{2}\cdot\frac{1}{2}-\frac{\sqrt{2}}{2}\cdot\frac{\sqrt{3}}{2}$$

$$=\frac{\sqrt{2}-\sqrt{6}}{4} \text{ なので,}$$

$$\cos\left(-\frac{7}{12}\pi\right)=\frac{\sqrt{2}-\sqrt{6}}{4}$$

(3) 半角の公式 $\tan^2\dfrac{\theta}{2}=\dfrac{1-\cos\theta}{1+\cos\theta}$ と $\tan\dfrac{\pi}{8}>0$ により

$$\tan\frac{\pi}{8}=\sqrt{\frac{1-\cos\dfrac{\pi}{4}}{1+\cos\dfrac{\pi}{4}}}$$

$$=\sqrt{\frac{1-\dfrac{\sqrt{2}}{2}}{1+\dfrac{\sqrt{2}}{2}}}$$

$$=\sqrt{\frac{2-\sqrt{2}}{2+\sqrt{2}}}$$

$$=\sqrt{\frac{(2-\sqrt{2})^2}{4-2}}$$

$$=\frac{2-\sqrt{2}}{\sqrt{2}}$$

$$=\sqrt{2}-1$$

❷

〔解答〕

(1) $f(0)=\dfrac{k}{2}-\dfrac{8}{5}$,　$f(1)=0$

(2) 極大値 $x=0$ のとき $\dfrac{k}{2}-\dfrac{8}{5}$, 極小値 $x=\dfrac{k}{4}$ の

とき $-\dfrac{k^5}{2560}+\dfrac{k}{2}-\dfrac{8}{5}$

(3) $k=4$

〔出題者が求めたポイント〕

数Ⅱ　整関数の微分, 増減と極値, 絶対不等式

普通,「すべての $x\geqq0$ において $f(x)\geqq0$」は「$x\geqq0$ に

おける $f(x)$ の最小値 $\geqq0$」と考えるのだが,

$f(x)$ の最小値＝極小値 $\geqq0$ を解くのが大変。そこで,

k に関係なく $f(1)=0$ であることから, 極小値＝ $f(1)$

となる場合であると気づきたい。

〔解答のプロセス〕

(1) $f(0)=\dfrac{8}{5}(0-1)-\dfrac{k}{2}(0-1)=\dfrac{k}{2}-\dfrac{8}{5}$

$f(1)=\dfrac{8}{5}(1-1)-\dfrac{k}{2}(1-1)=0$

(2) $f(x)=\dfrac{8}{5}(x^5-1)-\dfrac{k}{2}(x^4-1)$

$$=\frac{8}{5}x^5-\frac{8}{5}-\frac{k}{2}x^4+\frac{k}{2} \text{ であるから}$$

$$f'(x)=8x^4-2kx^3=2x^3(4x-k)$$

$f'(x)=0$ とすると, $x=0$, $\dfrac{k}{4}$ であり,

$k>0$ より　$0<\dfrac{k}{4}$

したがって, $f(x)$ の増減は次のようになる。

x		0		$\dfrac{k}{4}$	
$f'(x)$	$+$	0	$-$	0	$+$
$f(x)$	↗	極大	↘	極小	↗

(1)より, $f(0)=\dfrac{k}{2}-\dfrac{8}{5}$

$f\left(\dfrac{k}{4}\right)=\dfrac{8}{5}\left\{\left(\dfrac{k}{4}\right)^5-1\right\}-\dfrac{k}{2}\left\{\left(\dfrac{k}{4}\right)^4-1\right\}$

$$=-\frac{k^5}{2560}+\frac{k}{2}-\frac{8}{5} \text{ であるので}$$

極大値は $x=0$ のとき $\dfrac{k}{2}-\dfrac{8}{5}$,

極小値は $x=\dfrac{k}{4}$ のとき $-\dfrac{k^5}{2560}+\dfrac{k}{2}-\dfrac{8}{5}$

(3) (2)の増減表より $y=f(x)$ の $x≧0$ における最小値は
$f\left(\dfrac{k}{4}\right) = -\dfrac{k^5}{2560} + \dfrac{k}{2} - \dfrac{8}{5}$ である。

k の値にかかわらず $f(1)=0$ であるから，

$\dfrac{k}{4} ≠ 1$ のとき，$f\left(\dfrac{k}{4}\right) < 0$ となり「すべての $x≧0$ において $f(x)≧0$」は成り立たない。

$\dfrac{k}{4} = 1$ のとき，$f\left(\dfrac{k}{4}\right) = 0$ となり $y=f(x)$ の $x≧0$ における最小値は 0 となる。

したがって，すべての $x≧0$ において $f(x)≧0$ となるとき，$\dfrac{k}{4} = 1$ より k の値は $k=4$ である。

(3)の補足

i) 素朴に
$x≧0$ における $f(x)$ の最小値＝極小値 $≧0$ を解くと次のようになる。

$f\left(\dfrac{k}{4}\right) = -\dfrac{k^5}{2560} + \dfrac{k}{2} - \dfrac{8}{5} ≧ 0$ より

$k^5 - 1280k^2 + 4096 ≦ 0$

因数分解して $(k^3 + 8k^2 + 48k + 256)(k-4)^2 ≦ 0$

$k > 0$ より $k^3 + 8k^2 + 48k + 256 > 0$ であるから

$(k-4)^2 ≦ 0$　　∴　$k=4$

ii) $\dfrac{k}{4} ≠ 1$ のときの曲線 $y=f(x)$ は次のようである。

$\dfrac{k}{4} < 1$ のとき

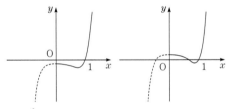

$1 < \dfrac{k}{4}$ のとき

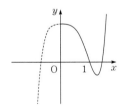

3

〔解答〕

(1) $\alpha^2 + \beta^2 = 44$, $\alpha^3 + \beta^3 = 272$, $\alpha^4 + \beta^4 = 1736$

(2) 最大 5, 最小 -3

〔出題者が求めたポイント〕

(1) 数Ⅱ　式の値，解と係数の関係　(2) 数Ⅱ　高次不等式

(1) 求めるものは対称式の値なので基本対称式（ここでは $\alpha + \beta$, $\alpha\beta$）で表してみる。

(2) 2次以上の不等式を解くときはまず因数分解できないか考える。因数分解できたら，グラフを描く。

〔解答のプロセス〕

(1) $x^2 - 8x + 10 = 0$ の2つの解を α, β とするとき，解と係数の関係より，
$\alpha + \beta = 8$, $\alpha\beta = 10$ が成り立つから，
$\alpha^2 + \beta^2 = (\alpha+\beta)^2 - 2\alpha\beta = 8^2 - 2\cdot 10 = 44$
$\alpha^3 + \beta^3 = (\alpha+\beta)^3 - 3\alpha\beta(\alpha+\beta)$
$\qquad\qquad = 8^3 - 3\cdot 10\cdot 8 = 272$
$\alpha^4 + \beta^4 = (\alpha^2+\beta^2)^2 - 2\alpha^2\beta^2 = 44^2 - 2\cdot 10^2 = 1736$

(2) $(x^2 - 2x - 11)^2 + 4(x^2 - 2x) - 76 ≦ 0$ ……①
$x^2 - 2x = t$ とおくと，$(t-11)^2 + 4t - 76 ≦ 0$
整理すると　$t^2 - 18t + 45 ≦ 0$　なので
$(t-3)(t-15) ≦ 0$
t を $x^2 - 2x$ にもどすと
$(x^2 - 2x - 3)(x^2 - 2x - 15) ≦ 0$　となるから
①は $(x+1)(x-3)(x+3)(x-5) ≦ 0$　と因数分解される

$y=(x+1)(x-3)(x+3)(x-5)$ のグラフは下図のようになるので

不等式①の解は $-3 ≦ x ≦ -1$, $3 ≦ x ≦ 5$
よって，①を満たす最大の x は 5, 最小の x は -3

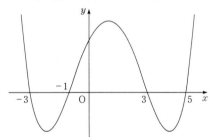

4

〔解答〕

(1) $\dfrac{1}{3}$

(2) $P(A \cap B) = \dfrac{11}{24}$, $P_B(A) = \dfrac{11}{16}$, $P_{\overline{A}}(B) = \dfrac{5}{12}$

〔出題者が求めたポイント〕

数A　確率

(1) 確率を求めるので，同じ色の玉もすべて区別する。
　白玉が2個以上出る確率
　＝白玉がちょうど2個出る確率＋白玉が3個出る確率。

(2) 2つの事象の問題はカルノー図を使うとわかりやすい。

条件つき確率 $P_E(F)$ の定義は $P_E(F) = \dfrac{P(E \cap F)}{P(E)}$ である。

〔解答のプロセス〕

(1) 10個の玉から3個取り出すとき，

白玉が2個出る確率は $\dfrac{{}_4C_2 \times {}_6C_1}{{}_{10}C_3} = \dfrac{36}{120}$,

白玉が3個出る確率は $\dfrac{{}_4C_3}{{}_{10}C_3} = \dfrac{4}{120}$

したがって, 求める確率は $\dfrac{36}{120} + \dfrac{4}{120} = \dfrac{1}{3}$

(2) 下図(カルノー図)のように
$P(A \cap B) = x$, $P(A \cap \overline{B}) = y$,
$P(\overline{A} \cap B) = z$ とおく。

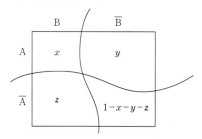

条件より,

$P(A) = x + y = \dfrac{1}{2}$　……①

$P(B) = x + z = \dfrac{2}{3}$　……②

$P(A \cap \overline{B}) + P(\overline{A} \cap B) = y + z = \dfrac{1}{4}$　……③

①, ②より　$y - z = -\dfrac{1}{6}$

これと③より　$y = \dfrac{1}{24}$, $z = \dfrac{5}{24}$

よって　$x = \dfrac{11}{24}$

したがって

$P(A \cap B) = \dfrac{11}{24}$, $P_B(A) = \dfrac{P(A \cap B)}{P(B)} = \dfrac{x}{x+z}$

$= \dfrac{\frac{11}{24}}{\frac{2}{3}} = \dfrac{11}{16}$,

$P_{\overline{A}}(B) = \dfrac{P(\overline{A} \cap B)}{P(\overline{A})} = \dfrac{z}{1 - P(A)} = \dfrac{\frac{5}{24}}{1 - \frac{1}{2}} = \dfrac{5}{12}$

(2)の補足
ベン図で表すと次のようになる。

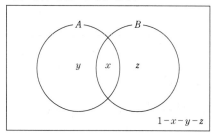

物　理　　解　答　　29年度

I
〔解答〕

(1) Mg [N]　(2) $\dfrac{3}{8}Mg$ [N]

(3) $\dfrac{3M+4m}{8}g$ [N]　(4) $\dfrac{3(M+2m)}{8(M+m)}$

〔出題者が求めたポイント〕
剛体のつりあい

〔解答のプロセス〕
(1) Aにはたらく垂直抗力の大きさを N_A [N] とすると，鉛直方向の力のつりあいより
$N_A - Mg = 0$
∴ $N_A = Mg$ [N]
……(答)

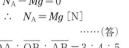

(2) $\overline{OA} : \overline{OB} : \overline{AB} = 3 : 4 : 5$ であるから，$\overline{AB} = L$ のとき
$\overline{OA} = \dfrac{3}{5}L$
$\overline{OB} = \dfrac{4}{5}L$

よって，Bにはたらく垂直抗力の大きさを N_B [N] とすると，Aのまわりの力のモーメントのつりあいより
$N_B \cdot \dfrac{4}{5}L - Mg \cdot \dfrac{3}{10}L = 0$
∴ $N_B = \dfrac{3}{8}Mg$ [N] ……(答)

(3) Bにはたらく垂直抗力の大きさを N_B' [N] とすると，Aのまわりの力のモーメントのつりあいより
$N_B' \cdot \dfrac{4}{5}L - Mg \cdot \dfrac{3}{10}L - mg \cdot \dfrac{2}{5}L = 0$
∴ $N_B' = \dfrac{3M+4m}{8}g$

一方，水平方向の力のつりあいより，静止摩擦力の大きさ f_1 [N] は
$f_1 = N_B' = \dfrac{3M+4m}{8}g$ [N] ……(答)

(4) Bに小物体をつけたとき，Bにはたらく垂直抗力の大きさを N_B'' [N] とすると，Aのまわりの力のモーメントのつりあいより
$N_B'' \cdot \dfrac{4}{5}L - Mg \cdot \dfrac{3}{10}L - mg \cdot \dfrac{3}{5}L = 0$
∴ $N_B'' = \dfrac{3(M+2m)}{8}g$

また，水平方向の力のつりあいより，Aにはたらく静止摩擦力の大きさ f_2 [N] は
$f_2 = N_B''$

一方，Aにはたらく垂直抗力を N_A'' [N] とすると，鉛直方向の力のつりあいより
$N_A'' - Mg - mg = 0$　∴ $N_A'' = (M+m)g$

棒が滑らない条件は，f_2 が最大摩擦力 $f_{\max} = \mu N_A''$ を超えないことであるから
$\dfrac{3(M+2m)}{8}g \leqq \mu(M+m)g$
∴ $\mu \geqq \dfrac{3(M+2m)}{8(M+m)}$ ……(答)

II
〔解答〕
(1) 液体
(2) (ア) A－B－C　(イ) A－C－B
　　(ウ) A－B－C　(エ) B－C－A

〔出題者が求めたポイント〕
熱と温度，比熱

〔解答のプロセス〕
(1) グラフの傾きが小さいほど，温度を上昇させるのに多くの熱量を要するので，比熱が大きい。よってAについて，液体の比熱の方が固体の比熱より大きい。

(2) (ア) グラフの水平部分の温度が融点を表すから，A－B－Cの順。
(イ) グラフの液体部分の傾きの小さい順であるから，A－C－Bの順。
(ウ) 熱容量は質量と比熱の積で表されるから，同じ質量なら熱容量の大きさは比熱と同じ順になる。よって，A－B－Cの順。(液体の比熱ではないので注意)
(エ) グラフの水平部分の時間が長いほど，固体から液体に変化するのに多くの熱量を要するから，融解熱の大きさはB－C－Aの順。

III
〔解答〕
(1) AからB
(2) 5.0×10^2 [V/m]
(3) 1.6×10^{-16} [J]
(4) 1.0×10^5 [m/s]

〔出題者が求めたポイント〕
電場・電位

〔解答のプロセス〕
(1) 電場は高電位から低電位に向かうから，AからBの向き。……(答)
(2) AとBの距離を d [m]，電位差を V [V] とおくと，電場の強さ E [V/m] は
$E = \dfrac{V}{d} = \dfrac{2.5 \times 10^2}{0.50} = 5.0 \times 10^2$ [V/m] ……(答)
(3) 粒子の電荷を q [C] とすると，電位差 V の2点間を電荷が移動するときに静電気力がする仕事 W [J] は
$W = qV = 6.4 \times 10^{-19} \times 2.5 \times 10^2$
　$= 1.6 \times 10^{-16}$ [J] ……(答)

⑷ 粒子は静電気力がした仕事の分の運動エネルギーを得るから，粒子の質量を m [kg]，B での粒子の速さを v [m/s] とすると

$$W = \frac{1}{2}mv^2$$

$$\therefore \quad v = \sqrt{\frac{2W}{m}} = \sqrt{\frac{2 \times 1.6 \times 10^{-16}}{3.2 \times 10^{-26}}}$$

$$= 1.0 \times 10^5 \, [\text{m/s}] \quad \cdots\cdots (答)$$

化　学

解答

29年度

I

〔解答〕

※計算式等はプロセスにて記載します。

問1　水素　1.1×10^5 Pa，窒素　2.5×10^5 Pa

問2　水素：ウ　窒素：ウ

問3　0.24 mol

〔出題者が求めたポイント〕

混合気体

計算自体もさほど難しくない。

気体定数が与えられていないことが気になる場合は別解のように標準状態に換算して求めるとよい。

〔解答のプロセス〕

問1　理想気体であれば，体積比＝物質量比としてよいので

水素：3.50×10^5 (Pa) $\times 0.30 = 1.05 \times 10^5$ (Pa)

窒素：3.50×10^5 (Pa) $\times 0.70 = 2.45 \times 10^5$ (Pa)

問2　分圧は以下のような性質を持つ

・全圧×モル分率＝分圧

・分圧の総和がその混合気体の全圧である

・分圧は混合気体の一成分が容器を満たしているときの圧力である

以上から，気体の物質量や容器の容積，温度を変えない限り，別の気体を加えても分圧は変化しない

問3　ヘリウムの分圧は

$$5.52 \times 10^5 - 3.50 \times 10^5 = 2.02 \times 10^5 \, Pa$$

であるから，理想気体の状態方程式から

$$2.02 \times 10^5 \times 3.0 = n \times 8.31 \times 10^3 \times 300$$

$$n = 0.243\cdots \text{（mol）}$$

＜別解＞　気体定数 $R = 8.31 \times 10^3 \, Pa \cdot L/(mol \cdot k)$ が与えられていないときは，状態方程式が使えないと見ることもできる。

ボイル・シャルルの法則を用いて標準状態の体積に換算する

$$\frac{1.01 \times 10^5 \times x \, (L)}{273} = \frac{2.02 \times 10^5 \times 3.0}{300},$$

$$x = 5.46 \, L$$

よって，$n = \dfrac{5.46}{22.4} = 0.243\cdots$ （mol）

(注)出題の指定に違い，計算問題では有効数字2桁で解答しています。

II

〔解答〕

問1　1.7 mol/L

問2　0.43 mol/L

問3　オ

問4　ア

(理由)中和点での液性がアルカリ性だから。

〔出題者が求めたポイント〕

中和滴定

問1　希釈後の濃度を9.8％としてモル濃度に換算としないように注意。希釈後の密度は $1.05 \, g/cm^3$ より小さくなるので，換算できなくなる。

〔解答のプロセス〕

問1　希釈前の氷酢酸1Lに含まれる酢酸の物質量は

$$\frac{1050 \times 0.98}{60} = 17.15 \, \text{（mol）}$$

よって　氷酢酸のモル濃度は 17.15 mol/L であるから，A のモル濃度は 1.715 mol/L

問2　水酸化バリウムが2価であることに注意して

$$1.715 \times \frac{10.0}{1000} \times 1 = x \times \frac{20.0}{1000} \times 2$$

$$x = 0.428\cdots \text{（mol/L）}$$

問3　電離度が1(つまりほぼ全て電離)のものを強酸といい，それ以外を弱酸という。

問4　完全中和して生成する塩は酢酸バリウム $(CH_3COO)_2Ba$ で，液性はアルカリ性となる。そのため変色域が酸性側にあるメチルオレンジでは中和点に至る前に変色してしまうので，不適

また，2段階で中和するので，変色域の pH が大きいフェノールフタレイン以外はほぼ使えないと考えてよい。

(注)出題の指定に違い，計算問題では有効数字2桁で解答しています。

III

〔解答〕

問1　ア．溶解

　　　イ．$NaCl \rightleftharpoons Na^+ + Cl^-$

問2　ウ．共通イオン効果

　　　エ．塩化水素が電離して生成した Cl^- によりイの平衡が左に移動した。

問3　オ．黒　　カ．CuS　　キ．白　　ク．ZnS

　　　ケ．溶解度積

問4　コ．塩　　サ．緩衝溶液

〔出題者が求めたポイント〕

溶解平衡

計算がない知識を問うだけの出題ではあるが抜けやすい分野なので注意。

〔解答のプロセス〕

問1　ア，「電離」と「溶解」で迷うところだが，「固体」と「水溶液中の」イオンとの平衡なので，溶解平衡とした。

問2　ウ，エ，溶解平衡は溶解や沈殿がおこらないのではなく，見かけ上変化していないだけで，平衡を移動させる要因があればルシャトリエの原理に基づき沈殿や溶解がおこる。

愛知学院大学 (歯) 29 年度 (37)

問3 陽イオンの分離実験において, CuS と ZnS が別々
に沈殿するのは, これらの溶解度積が異なり, これが
小さい CuS は酸性条件下でも沈殿するが, 大きい ZnS
は塩基性条件でないと沈殿しないためである。
溶解度積は「平衡状態でイオンとして存在できる量」と
考えればよい。各イオンの濃度が溶解度積を超えると
平衡が移動して沈殿を生じる。すなわち, 溶解度積が
小さい＝沈殿しやすいということを指す。

Ⅳ
〔解答〕

問1 A. 黄　　B. オレンジ(橙黄色)　　C. 黒
　　 D. 紫(赤紫)
問2 ア. キサントプロテイン
　　 イ. PbS
　　 ウ. ビウレット
問3 a. フェニルアラニン
　　 b. ベンゼン環
　　 c. システイン
　　 d. 硫黄
　　 e. ペプチド

〔出題者が求めたポイント〕

アミノ酸の検出
色の変化は頻出なので押さえておきたい。

〔解答のプロセス〕

文章ごとに解説する。
1) チロシンやトリプトファンに濃硝酸を加えるとベン
ゼン環がニトロ化されて黄色の化合物となる。これを
アルカリ性とすればオレンジ色(橙黄色)となる。これ
をキサントプロテイン反応という。
　文章中ではベンゼン環をもつアミノ酸としてフェニル
アラニンを選ばせている(他にベンゼン環をもつアミ
ノ酸は選択肢にない)がフェニルアラニンは反応性が
低くキサントプロテイン反応はしないとすることが多
いので注意。
2) 硫黄を含むアミノ酸は硫黄反応で検出できる。PbS
の黒色沈殿が生じるのが特徴である。
　硫黄を含むアミノ酸にはシステインの他にメチオニン
があるが, メチオニンはシステインより反応しにくい。
3) ビウレット反応はペプチドが銅の配位子として錯体
を作る反応でペプチド結合2つが結合部位となる。そ
のため, ビウレット反応をするペプチドはトリペプチ
ド以上のペプチドとなる。

生　物

解答　29年度

Ⅰ　細胞
〔解答〕
問1. (1) 単細胞生物　　(2) 多細胞生物
　　 (3) 真核細胞　　(4) 原核細胞
問2. (3) からなる生物：(ウ)(エ)
　　 (4) からなる生物：(ア)
問3. (a) (い)(ⅲ)　　(b) (え)(ⅰ)　　(c) (う)(ⅴ)
　　 (d) (あ)(ⅱ)　　(e) (お)(ⅳ)

〔出題者が求めたポイント〕
細胞の構造と機能についての極めて基本的な知識を問うている。確実に得点したい。

Ⅱ　酵素
〔解答〕
問1. $2H_2O_2 \longrightarrow 2H_2O + O_2\uparrow$
問2. カタラーゼ
問3. 化学反応の速度を大きく上昇させる(化学反応を触媒する)
問4. タンパク質
問5. 酵素の立体構造に変化を生じたこと
問6. ③温度の上昇にしたがい、気体発生量が増加する
　　 ④ 37℃付近まで気体発生量が増加し、さらに温度の上昇にともない気体発生量が減少する
問7. (a)
　　 (理由)
　　 気体発生の停止は，基質が全て消費されたことによるためであり，酵素は失活していないから。

〔出題者が求めたポイント〕
問1. 過酸化水素の分子式(H_2O_2)を知っていれば容易に解答できる。
問3. 酵素の触媒作用を答えれば良い。
問4. 肝臓すりつぶし液中の酵素はタンパク質を主成分としており熱に弱い。
問5. 酵素と基質は鍵と鍵穴の関係で例えられるように、基質との結合部位(活性部位という)の立体構造が一致することが重要である。タンパク質は熱によって疎水結合や水素結合が切れやすく、これらの結合の一部が切断されるとタンパク質の立体構造に変化を生じ、酵素の活性部位の構造変化によって酵素の触媒作用が低下したり失われたり(失活という)する。
問6. 酸化マンガン(Ⅳ)のような触媒を化学触媒、酵素を生体触媒として区別することがある。化学触媒は一般に熱や化学物質に対する耐性が高く、酵素は熱や化学物質に対する耐性が低い。これらに対する酵素の耐性が低い原因は、酵素の主成分であるタンパク質が熱や化学物質によってその立体構造が容易に変化するためである。酵素および化学触媒を用いた化学反応速度の温度による変化は、どちらも低温における反応速度は低く、温度が高まるにつれてどちらも反応速度が上昇する、大きく異なるのは、化学触媒では温度が高まれば高まるほど反応速度は上昇するが、酵素はある温度から急激に反応速度が低下し、さらには失活する。このとき、酵素の触媒作用の最も高い温度を最適温度という。最適温度はその酵素が作用する環境の温度と言って良いだろう。恒温動物の最適温度はその動物の体温、たとえばヒトでは37℃付近であり、変温動物ではその動物が活発に活動する環境の温度付近にある。
問7. 十分な時間反応させ、気体発生が止まったという状態を理解できているかどうかが重要である。この場合、基質が無くなって気体発生が止まったわけで、酵素がなくなったわけではない。⑤は基質である過酸化水素を加え、⑥は酵素を含む肝臓すりつぶし液を加えている。基質を加えれば再び気体を発生するが、酵素を加えても基質がなければ気体は発生しない。

Ⅲ　血液・呼吸
〔解答〕
問1. 血しょう　　問2. ヘモグロビン
問3. HCO_3^-　　問4. マルターゼ　など
問5. $C_6H_{12}O_6 + (6)O_2 + (6)H_2O \longrightarrow$
　　　　　　　　　　　 $(6)CO_2 + (12)H_2O + エネルギー$
問6. 38分子　　問7. (ウ) 5　(エ) 16
問8. ①③⑤　　問9. pH

〔出題者が求めたポイント〕
問1. 血液の液体成分を血しょうという。血液凝固後に遠心分離したときの上澄み液を血清といい、似ているが成分の一部が異なる。
問2. 赤血球中に大量にあり酸素を運搬するタンパク質はヘモグロビンである。
問3. 組織で生じた CO_2 は大部分が赤血球中に入って炭酸脱水素酵素の作用を受けて H_2O(水)と反応し、H_2CO_3(炭酸)になる。続いて赤血球中で HCO_3^-(炭酸水素イオン)と H^+(水素イオン)に解離した後 HCO_3^- は血しょう中に出て $NaHCO_3$(炭酸水素ナトリウム)となって運ばれる。
問4. 炭水化物の代表格であるデンプンを糖に分解する酵素としてアミラーゼがよく知られるが、アミラーゼはデンプンを二糖類のマルトース(麦芽糖)に分解するにとどまる。マルトースはグルコース(ブドウ糖)が2分子結合した糖である。単糖に分解する消化酵素はマルトースをグルコースに分解するマルターゼ、スクロース(蔗糖)をグルコースとフルクトース(果糖)に分解するスクラーゼ、ラクトース(乳糖)をグルコースとガラクトースに分解するラクターゼ、セルロースをグルコースに分解するセルラーゼが知られる。このうちセルラーゼはヒトにはなく、ラクターゼは乳児にはあ

愛知学院大学（歯）29 年度　(39)

るが成長すると分泌しなくなる人も多い。

問5・6. 呼吸の化学反応式は以下のようにまとめられる。

$$C_6H_{12}O_6 + 6O_2 + 6H_2O \longrightarrow$$
$$6CO_2 + 12H_2O + エネルギー（最大 38ATP）$$

問7. 気体の％濃度は体積％であり、気体の体積は物質量(mol)に比例するから、物質量で計算するのが良い。呼吸の反応式からグルコース 1 mol あたり二酸化炭素 6 mol を生じることがわかる。そこでまず 1 日分のグルコース 480 g$\left(480 \div 180 = \dfrac{8}{3}\ mol\right)$から生じる 1 日分の二酸化炭素の物質量は「$\dfrac{8}{3}\ mol \times 6 = 16\ mol$」である。毎分 10 回呼吸するとして、1 呼吸の 5 L あたりに含まれる二酸化炭素の物質量は「$16\ mol \div (24\ 時間 \times 60\ 分 \times 10\ 回) = \dfrac{1}{900}\ mol$」となる。気体 0.5 L は「$\dfrac{1}{44.8}\ mol$」なので、0.5 L 中の二酸化炭素濃度は「$\dfrac{1}{900}\ mol \div \dfrac{1}{44.8}\ mol \times 100\% = 4.\overset{\cdot}{9}7\%$」となり、小数第一位を四捨五入して 5% と解答する。酸素は二酸化炭素と同量消費されるので 5% 消費される。そこで大気中の酸素濃度 21% から 5% を引いて 16% となる。

問8. 回復過程にある筋肉細胞内で起こっているのは、呼吸による ATP の生成と ATP を利用したクレアチンのリン酸化（クレアチンをクレアチンリン酸に変える働き）である。選択肢①は呼吸の解糖系、③は呼吸のクエン酸回路、⑤は呼吸の電子伝達系である。②と④は筋肉が活動中（運動しているとき）に行う。

問9. 炭酸水素イオン自体は弱塩基性であるが、二酸化炭素から炭酸水素イオンを生じる際に水素イオンも生じるので pH が低下する（$CO_2 + H_2O \longrightarrow H^+ + HCO_3{}^-$）。脳脊髄液の pH の低下は呼吸中枢を刺激して換気を促進させる。

走性などの区別がある。

問3. フェロモンにはその働きに応じて、性フェロモン、集合フェロモン、道標フェロモン、警報フェロモンなどの区別がある。

問4. ハトの場合、太陽コンパスと体内時計による定位の他、太陽の見えない気象条件のときには、太陽偏光コンパスや磁気コンパスを使うことができる。夜間に渡りをする鳥の中には星座を学習して星座コンパスの使える種類もある。

問6. マガモの刷り込みの臨界期は 13 〜 16 時間であることが知られている。

Ⅳ

〔解答〕

問1. (i) 生得的行動　　(ii) かぎ刺激

問2. (i) 走性　　(ii) ミドリムシの正の光走性 など

問3. (i) フェロモン
　　(ii) カイコガの雌の放出する性フェロモンは、同種の雄に対して、誘引と生殖行動の誘導の作用を持つ

問4. (i) 太陽コンパス　　(ii) 磁気コンパス　など

問5. 慣れ

問6. (i) 刷込み（インプリンティング）　　(ii) 臨界期

〔出題者が求めたポイント〕

問2. 走性には刺激に向かって定位する正の走性、逆向きに定位する負の走性の区別があり、刺激の種類によって光走性、重力走性、電気走性、流れ走性、化学

平成28年度

問 題 と 解 答

平成28年度

英　語

問題

28年度

前期試験

I

▶次の英文の（　　　）内に入れるのにもっとも適当なものをa～dの中から1つ選びなさい。（1～12）

(1) Akiko has gone to Paris （　　　） the purpose of studying fashion.

　a．for

　b．in

　c．on

　d．to

(2) Mark：Did you see that comedy on TV last night?

　Linda：Yes, but I didn't find it funny at （　　　）.

　a．all

　b．hand

　c．liberty

　d．peace

(3) I have to leave now. Please give my best （　　　） to your parents.

　a．hopes

　b．minds

　c．regards

　d．words

(4) When I visited my old high school the other day, I found that uniforms had been （　　　） away with.

　a．done

　b．brought

　c．taken

　d．thrown

⑸ If you want to go to Nara from Tokyo, you should take the Shinkansen and

( ) at Kyoto.

a．transfer

b．transform

c．translate

d．transport

⑹ The ( ) for electricity and gas will be increased next year.

a．charges

b．fares

c．rents

d．wages

⑺ Jane：Why do you ( ) looking at your watch like that?

John：Because I have an appointment at ten.

a．avoid

b．forget

c．keep

d．remember

⑻ I'm very ( ) to the cold. Can I have another blanket?

a．conscious

b．delicate

c．sensible

d．sensitive

(9) My father asked (　　　) already made plans for the summer vacation.

a. if I had

b. if it was

c. that I had

d. that it was

(10) (　　　) that bad weather was on the way, the group decided to put off their attempt to climb the mountain.

a. Being telling

b. Having been told

c. Having told

d. Telling

(11) The new store will give a small present to (　　　) visits it on the opening day.

a. anyone

b. someone

c. whatever

d. whoever

(12) You (　　　) Helen in London this morning. She has been in New York for a week.

a. can't have seen

b. must have seen

c. needn't have seen

d. should have seen

▶次の英文の下線部にもっとも近い意味をもつものをa～dの中から1つ選びなさい。(13～15)

(13) I think it strange that Kate lost her temper over such a small thing.

    a. got angry

    b. got away

    c. got calm

    d. got lost

(14) I couldn't put up with his carelessness any longer.

    a. care

    b. like

    c. mind

    d. stand

(15) The police are looking into the cause of the fire.

    a. investigating

    b. presenting

    c. recording

    d. reporting

Ⅱ 次の会話文を読んで設問に答えなさい。

Bill is on the phone with a staff member at the Museum of Science regarding birthday party plans.

Bill : I hear that children can have birthday parties at your museum.

Staff : Indeed. We have a wide range of plans. How old will your child be?

Bill : Suzy's my niece, actually. She'll be turning twelve next month.

Staff : Hmmm. I'd (　1　) an aerodynamics theme.

Bill : Really? And how does that work?

Staff : Kids learn the effects of air pressure by using bowling balls, balloons. . . .

Bill : (interrupting her) Sounds like a science lesson.

Staff : Oh, no.　I assure you, it's completely different from (　2　) experience.

Bill : Studying aerodynamics isn't exactly my idea of fun.

Staff : They don't study anything. They (　3　) it. You'll be surprised at how most kids don't even realize they're learning.

Bill : I guess I'm not very familiar with your museum.

Staff : Well, we have separate floors for inventions, the environment, and health.

Bill : Do the partygoers have access to any of that?

Staff : They can pick any one of our hands-on displays and activities.

Bill : Hands-on? Most museums say "Do Not Touch".

Staff : We like to (　4　) the children to roll up their sleeves and learn by doing. And you shouldn't miss the interactive exhibit of giant robotic animals.

Bill : How is that interactive?

Staff : It combines larger-than-life biomechanical robots with computer technology.

Bill：That seems like it would be a little over their heads.
　(5)
Staff：The kids love it. They get to program the robots' movements.

　　(notes)　aerodynamics　空気力学　　　bowling　ボウリング

　　　　　　partygoer　パーティーに行く人

　　　　　　hands-on　手で触れることのできる　　　interactive　双方向の

　　　　　　robotic　ロボットの　　　larger-than-life　実物より大きい

　　　　　　biomechanical　生物工学の

問1　空所（　1　）に入れるのにもっとも適当なものをa～dの中から1つ選び
　　なさい。

　　a．allow

　　b．demand

　　c．feel

　　d．recommend

問2　空所（　2　）に入れるのにもっとも適当なものをa～dの中から1つ選び
　　なさい。

　　a．a classroom

　　b．an outdoor

　　c．a volunteer

　　d．a work

問3　空所（　3　）に入れるのにもっとも適当なものをa～dの中から1つ選び
　　なさい。

　　a．experience

　　b．recollect

　　c．say

　　d．watch

問 4　空所（　4　）に入れるのにもっとも適当なものをa～dの中から1つ選び
なさい。

a．encourage

b．forbid

c．promise

d．warn

問 5　下線部(5)の内容としてもっとも適当なものをa～dの中から1つ選びなさ
い。

a．子供たちの身長より少し高いように思えます。

b．子供たちに少し覆いかぶさってくる感じがします。

c．子供たちの理解力をちょっと超えているんじゃないかと思います。

d．子供たちの頭越しに見える感じがします。

問 6　本文の内容と**一致しない**ものをa～dの中から1つ選びなさい。

a．Bill の姪は，来月で12歳になる。

b．Bill にとって，空気力学の勉強は楽しいとは思えない。

c．この博物館では，子供たちが誕生会を開くことができる。

d．パーティーに参加する人は，展示や活動をいくつでも選ぶことができ
る。

Ⅲ 次の英文を読んで設問に答えなさい。

In the nineteenth and twentieth centuries, hundreds of thousands of new words appeared in English. The growth in vocabulary is clear when we look at the making of the *Oxford English Dictionary* (*OED*). This dictionary contains all English words since 1150, even those that are no longer used. It shows, with examples, when each word was first used in writing and how the meaning of a word has changed over the centuries.

Finding all this information was a very big job, （　1　） no one realized at the beginning exactly *how* big. A Scotsman called James Murray was appointed as the director of work on the dictionary in 1879, and the plan was to finish the job in ten years. Murray organized a very large reading program: hundreds of people sent him examples of how words were used. After five years, the first part of the dictionary was completed, but it （　2　） went from A to ANT. Everyone realized that the job was going to take a lot longer than ten years; in fact, it took another forty-four. Sadly, Murray did not live to see its completion: he died in 1915 at the age of seventy-eight, while he was working on the letter U. However, he knew that he had helped to make a dictionary which would give a detailed （　3　） of the English language.

The first *OED* was completed in （　4　） and explained the meaning and history of 414, 800 words and expressions, with examples from literature and other writing. The second *OED*, completed in 1989, explained the meanings of 615, 100 words, although many of these ― perhaps 20 percent ― are no longer used. It shows how the words were or are used and has 2. 5 million examples from all kinds of books. It contains some scientific words and words from North America, Australia, New Zealand, South Africa, the Caribbean, India, and Pakistan.

(notes)　*Oxford English Dictionary*　オックスフォード英語辞典

　　　　Scotsman　スコットランドの人

　　　　New Zealand　ニュージーランド

　　　　the Caribbean　カリブ海　　　Pakistan　パキスタン

問 1　空所（　1　）に入れるのにもっとも適当なものをa～dの中から1つ選び
　なさい。

　　a．although

　　b．if

　　c．unless

　　d．when

問 2　空所（　2　）に入れるのにもっとも適当なものをa～dの中から1つ選び
　なさい。

　　a．already

　　b．even

　　c．only

　　d．yet

問 3　空所（　3　）に入れるのにもっとも適当なものをa～dの中から1つ選び
　なさい。

　　a．example

　　b．history

　　c．plan

　　d．program

問 4 空所（ 4 ）に入れるのにもっとも適当なものをa～dの中から1つ選び
なさい。

a． 1884

b． 1915

c． 1923

d． 1928

問 5 本文の内容と**一致しないもの**をa～dの中から1つ選びなさい。

a．James Murray は，1879 年に *OED* の編集責任者に任命された。

b．James Murray は，編集にかかわる何百人もの人から単語の用例を集め
た。

c．James Murray は，*OED* の完成まで編集責任者を務めた。

d．James Murray は，*OED* のUの項目にかかわることができた。

問 6 本文の内容と一致するものをa～dの中から1つ選びなさい。

a．*OED* には，1150 年以降の英単語がすべて収録されている。

b．the second *OED* には，見出し語が 250 万語収録されている。

c．the first *OED* の見出し語の 20 ％ は，今では使用されていない。

d．the second *OED* には，科学用語やイギリス以外の地域由来の単語は収
録されていない。

Ⅳ

(A) 次の日本文を英文に直しなさい。

(1) 先生と話をしている間，Lucy は Kate を教室で待たせておいた。

(2) その本を読むたびに，彼は何か新しいことを発見する。

(B) 次の日本文の意味になるように，それぞれの英文の（　　　）内に適当な 1 語
を入れなさい。

(1) 「彼は来るって言ったんだよ。でも何時か言っていなかった。」
　　「そりゃまずい。迎えに行く時間が分からない。」
　　"He said he'd come, but he didn't mention the time."
　　"That's a pity. We don't know （　イ　） to go meet him."

(2) 「来週の火曜日 6 時 30 分に席の予約をしたいのですが。」
　　「はい。何名様ですか？」
　　"I'd like to （　ロ　） a table for 6:30 next Tuesday."
　　"OK. How many people will be dining?"

(3) 「私の書いたレポートを見ていただけるとうれしいのですが。」
　　「いいですよ。」
　　"I'd appreciate it if you would look over my report."
　　"With （　ハ　）."

(4) 「夕食ができたわよ，トム。」
　　「すぐ行くよ。」
　　"Dinner's ready, Tom!"
　　"I'm （　ニ　）."

(5) 「ほら，電車に乗り遅れちゃったよ。」
　　「大丈夫。時間は十分あるよ。」
　　"Look! We've missed the train."
　　"It doesn't （　ホ　）. We have plenty of time."

数　学

問題　　　28年度

前期試験

1 　次の空欄を埋めなさい。

(1)　方程式 $\log_3(x-2)+\log_3(x-3)=-\log_{\frac{1}{3}}(x+1)$ の解は $x=$ 　ア　 である。

(2)　関数 $y=\log_3 x$ のグラフを x 軸方向に -3，y 軸方向に 2 だけ平行移動すると $y=\log_3$ 　イ　 のグラフになる。

(3)　$y=5\cdot3^x+2\cdot3^{-x}$ は $x=\dfrac{1}{2}\log_3$ 　ウ　 のとき最小値 　エ　 をとる。

(4)　$10^{0.30}=2$，$10^{0.48}=3$ とするとき $10^{1.06}$ を簡単にすると 　オ　 になる。

2 　黒石 4 個，白石 3 個の入った袋から石を 1 個ずつすべてを取り出し 1 列に並べるとき，次の確率を求めなさい。

(1)　黒石，白石が交互に並ぶ確率

(2)　両端に白石が並ぶ確率

(3)　黒石が 2 個ずつ一緒に並ぶが，4 個一緒ではない確率

(4)　黒石が 3 個と 1 個に分かれて並ぶ確率

3 直線 $x - y + 1 = 0$ を ℓ_1 とし，直線 $3x - y + 2 = 0$ を ℓ_2 とする。直線 ℓ_2 を，直線 ℓ_1 に関して対称移動した直線の式を求めなさい。

4 関数 $y = -4\sin\theta\cos^2\theta + 3\cos 2\theta + 4\sin\theta$ に対して

(1) $t = \sin\theta$ としたとき y を t の関数で表しなさい。

(2) $0 \leqq \theta < 2\pi$ における y の最大値，最小値を求めなさい。

物 理

問題　28年度

前期試験

I　図1のように，質量 M [kg] の惑星を中心とする半径 r [m] の円状の軌道1を周期 T_1 [s] で周回する質量 m [kg] の小物体がある。万有引力定数を G [N·m²·kg⁻²]，円周率を π として，つぎのおのおのに答えなさい。

(1)　小物体の速さ。
(2)　T_1 の値。

軌道1上の点Pでこの小物体を瞬間的に加速したところ，小物体は惑星を焦点とする楕円状の軌道2を周期 T_2 [s] で周回するようになった。軌道2における点Pと点Qでの小物体の速さをそれぞれ v_P [m·s⁻¹]，v_Q [m·s⁻¹] として，つぎのおのおのに答えなさい。

(3)　T_2 を T_1 で表しなさい。
(4)　v_P は v_Q の何倍ですか。
(5)　v_Q の値。

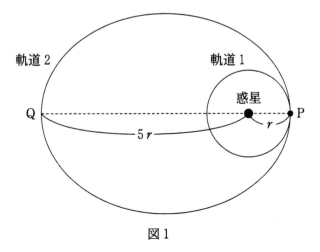

図1

II　位置 x〔m〕，時刻 t〔s〕として，媒質の変位 $y = 2.0 \sin \pi (1.0\,t - 0.50\,x)$ 〔m〕は，x 軸に沿って進む正弦波を表している。この波について，つぎのおのおのに答えなさい。

 (1) 振幅。

 (2) 波長。

 (3) 振動数。

 (4) 速さ。

 (5) $x = 2.0\,\mathrm{m}$，$t = 4.0\,\mathrm{s}$ における y の値。

Ⅲ 電気量 $3Q$ 〔C〕$(Q > 0)$, $-Q$〔C〕の2つの点電荷を距離 $2r$〔m〕離して, それぞれ点 O, 点 A に置いた。O の位置を原点とし, O から A の向きに x 軸の正の向きをとる。電位の基準を無限遠とし, クーロンの法則の比例定数を k〔N・m^2・C^{-2}〕として, つぎのおのおのに答えなさい。

(1) 線分 OA の中点における電位。

(2) 線分 OA 上で電位が0になる点の x 座標。

(3) 線分 OA の中点における電場の強さと向き。

(4) x 軸上で, 電場の強さが0になる点の x 座標(無限遠の点は答えに含めない)。

化　学

問題

28年度

前期試験

　計算においては，原子量を H = 1.0, C = 12, O = 16, S = 32, Cl = 35.5 とする。

I　以下の文章を読み，（　ア　）～（　ウ　）に適切な語句を，（　a　）～（　c　）には元素記号を入れなさい。

　原子の最も外側にある電子殻の電子は（　ア　）電子といい，（　ア　）電子から1個の電子を取り去るのに必要なエネルギーを（　イ　）という。（　イ　）は，第3周期では（　a　）が最も小さく，（　b　）が最も大きい。また，原子が（　ア　）に1個の電子を受け取って1価の陰イオンになるときに放出されるエネルギーを（　ウ　）という。（　ウ　）は，第3周期では（　c　）が最も大きい。

Ⅱ 以下の問に答えなさい。有効数字は 3 桁で答えなさい。

問 1 6.00 mol/L の塩酸の質量パーセント濃度を求めなさい。ただし，密度は 1.10 g/cm^3 とする。

問 2 質量パーセント濃度が 90.0 ％ の濃硫酸を水で薄めて，質量パーセント濃度 20.0 ％ の希硫酸 1 L をつくりたい。濃硫酸は何 mL 必要ですか。ただし，密度は濃硫酸 1.82 g/cm^3，希硫酸 1.15 g/cm^3 とする。

Ⅲ　メタンと水素の混合気体が標準状態で 11.2 L ある。十分な酸素を加え，この混合気体を完全燃焼させたところ，二酸化炭素(気体)と 16.2 g の水(液体)が生じた。生成熱の値は表に示してある。以下の問に答えなさい。

物　質	メタン(気体)	水(液体)	二酸化炭素(気体)
生成熱(kJ/mol)	75	286	394

問 1　水素，メタンが燃焼するときの熱化学方程式を書きなさい。

問 2　混合気体中の水素，メタンの物質量を求めなさい。

問 3　混合気体の燃焼によって生じた熱量(kJ)を求めなさい。

Ⅳ 化合物であるＡとＢの分子式は$C_9H_{10}O_2$でベンゼン環をもつ。以下の文章を読んで問に答えなさい。

① ＡとＢはいずれもエステル結合をもっている。

② Ａを加水分解するとＣとエタノールが得られる。

③ Ｃはトルエンを過マンガン酸カリウム水溶液で酸化しても得られる。

④ Ｂを加水分解するとＤとメタノールが得られる。

⑤ Ｄを過マンガン酸カリウム水溶液で酸化するとＥが得られる。

⑥ ＥはＦを過マンガン酸カリウム水溶液で酸化しても得られる。

⑦ Ｆのベンゼン環の水素原子１個を塩素で置換した化合物は１種類しかない。

⑧ ＧはＦの異性体である。Ｇのベンゼン環の水素原子１個を塩素で置換した化合物は２種類ある。

問 1 Ａ，Ｂ，Ｇの構造式を示しなさい。

問 2 Ｃ，Ｅ，Ｆの名称を答えなさい。

問 3 Ｆの異性体のうち，ベンゼン環をもつものはＦを含めていくつありますか。

生　物

問題　　28年度

前期試験

I　生体膜は細胞膜などを構成する重要な構造である。これについて，以下の問に答えなさい。

問1．生体膜は，親水性の頭部と2本の直鎖状の疎水性尾部を持った分子が集まってできている(図1)。この分子の名称を答えなさい。

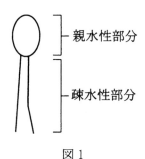

図1

問2．生体膜で覆われていないものを2つ選び，記号で答えなさい。

(a)　T₂ファージ　　　(b)　赤血球　　　(c)　マクロファージ
(d)　リソソーム　　　(e)　リボソーム　　(f)　ミドリムシ
(g)　大腸菌　　　　　(h)　ネンジュモ

問3．問1の分子を水に入れたときにできる集合体の形として正しいものを図2の選択肢から3つ選び，記号で答えなさい。

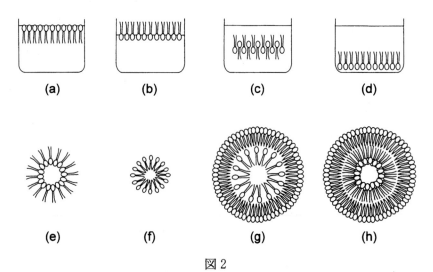

図2

問 4. 図 3 は細胞の模式図である。図中のア〜ウの構造は二重の生体膜でできている。それぞれの細胞小器官の名称を答えなさい。

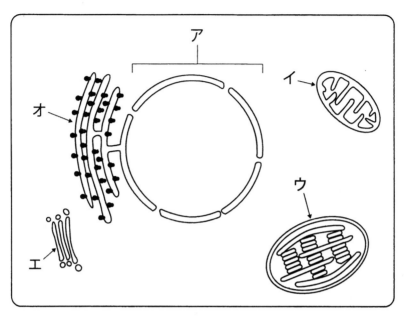

図 3

問 5. 問 4 の 3 つの構造のうち，二重の生体膜をもつ理由が同じだと考えられているものを 2 つ選び，記号で答えなさい。また，それはどのような理由かを説明しなさい。

問 6. 図 3 のエとオは，生体膜からなるへん平な袋状構造である。これらの名称を答えたうえで，それぞれのはたらきに該当するものを選択肢から 1 つずつ選び，記号で答えなさい。
  (a) タンパク質の合成や輸送に関わる。
  (b) 無機物から有機物を合成する。
  (c) 有機物を分解して得られたエネルギーで ATP を合成する。
  (d) いろいろな物質の分解に関わる。
  (e) 細胞内で合成した物質を細胞外に運ぶ中継点となる。
  (f) 細胞液で満たされており，色素を含む場合もある。

愛知学院大学（歯）28 年度　(23)

Ⅱ　遺伝子と DNA に関する以下の文章を読んで，問に答えなさい。

　　遺伝子の本体である DNA は，<u>その構造単位である（　ア　）が多数連なった鎖が2本より合わさったような構造</u>をしている。（　ア　）は三つの構成成分からできており，そのうちの（　イ　）と（　ウ　）は DNA の骨格を形成し，（　ウ　）に結合したもう一つの成分である（　エ　）が2本の鎖を結びつけている。（　エ　）には4種類があり，<u>その DNA 上での並び方</u>が遺伝情報を担っている。この4種類はアデニン(A)，グアニン(G)，シトシン(C)，チミン(T)であり，DNA 中でのそれぞれの存在比には法則性がある。すなわち，生物種ごとに，<u>A と T の存在比は同じ，G と C の存在比も同じである。</u>

問 1.　上記の文章中の（　ア　）～（　エ　）に最も適当と思われる語句を入れなさい。

問 2.　DNA の日本語の正式名（省略しない名称）を記しなさい。

問 3.　下線部 a のような構造を何と呼んでいるか，答えなさい。

問 4.　下線部 b を何と言うか，答えなさい。

問 5.　下線部 c について，そのようになる理由を簡潔に述べなさい。

問 6.　ある動物の組織から抽出した DNA に含まれる塩基の組成を調べたところ，アデニンが 20 ％ 含まれていた。シトシンは何パーセント含まれると期待されますか。

Ⅲ 次の文章を読んで，以下の問に答えなさい。

　ヒトを含む多くの動物は，光を敏感に受容する感覚細胞である光受容細胞を持っている。タコやイカ，多くの脊椎動物は光受容細胞の一種の（　①　）が一層に並んだ網膜を持っていて，ものの色や形を正確に見分けることができる。この細胞の細胞膜には光を吸収する色素がある。この色素は光を吸収すると立体構造が変化する。これがきっかけとなって（　①　）の中で信号を伝えるための化学反応が次々に進行し，わずかなエネルギーの光刺激であっても，この細胞は興奮する。この電気的信号は，連絡神経細胞を経由して（　②　）細胞へと伝わり，（　②　）繊維を興奮させる。哺乳類の網膜ではすべての（　②　）繊維はひとつに集合して束となり，網膜を貫くところがある。（　②　）は中枢神経系へと信号を伝え，そこのニューロンが興奮して初めて視覚としての感覚が生まれる。

　ヒトが光として受容する波長の範囲は（　＊　）に収まり，大変狭い。さらに他のすべての脊椎動物が感じる光の波長範囲もヒトと同じかそれに近いところにある。植物もこれと同じ波長範囲内の光に反応する。この理由は単純で，より長波長の光はエネルギー不足で光化学反応を起こさず，より短波長の光は有機物質を破壊するからである。

　外界の明暗が変化するとヒトの眼は（　③　）の大きさを変えて眼に入る光の量を調節している。（　④　）が伸縮することによって自動的に眼に入る光の量を調節し，急激な光の強さの変化にも対応できるようになっている。さらに網膜の中の色素の量も明るさで変化することが知られている。

問 1. 文中の①〜④の（　　　　）に最も適当と思われる語句を入れなさい。ただし，同じ番号の（　　　　）には同じ語句が入ります。

問 2. 下線部アの名称と，その特徴を記しなさい。

問 3. 下線部イが指し示す中枢神経系とは以下のどこですか。一つ選び，答えなさい。

大脳　　　間脳　　　中脳　　　小脳　　　延髄

問 4. （　①　）には形の違いから区別できる二種類の細胞がある。それらの名称を解答欄の㋐と㋑に記しなさい。ただし，㋐の欄には色の区別(色覚)にはたらくものを記しなさい。

問 5. 網膜には問4の㋐や㋑が一様に分布しているのではない。網膜の中心部は何と呼ばれるかを解答欄の㋒に記し，そこには前問の細胞のどちらが多く分布しているかを解答欄の㋓に記号(㋐または㋑)で答えなさい。

問 6. 暗いところでは色素の量はどのようになり，その結果何が起こりますか。また，その現象を何と呼びますか。

問 7. （　＊　）に当てはまる数値と単位を次にあげる選択肢から選び，記号で答えなさい。

数値：(a)　100～190　　　(b)　190～380　　　(c)　380～760
　　　(d)　760～1520　　(e)　1520～3040

単位：(f)　m　　　　　　(g)　cm　　　　　　(h)　mm
　　　(i)　μm　　　　　(j)　nm

Ⅳ 次の文章を読み，以下の問に答えなさい。

アルビノは，ある酵素遺伝子の突然変異によりアミノ酸のチロシンから色素の一種が作られなくなることで生じます。

個体識別をしながら長期間観察をつづけているある動物の群れの中にアルビノ個体がいます。この群れの血縁関係はわかっているので，アルビノ個体を含む家系図を作ってみました。図はその家系図と各個体の体色を示します。

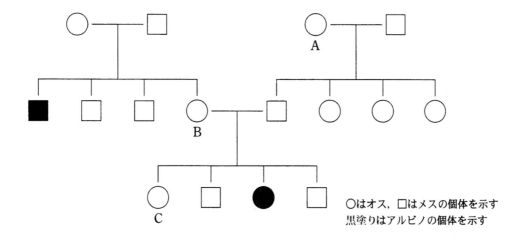

問 1. 下線部の色素の名称を答えなさい。

問 2. アルビノを引き起こす遺伝子の変異は常染色体でおこった劣性の突然変異と考えられます。そのように考える理由を述べなさい。ただし，新規の突然変異はないとします。

問 3. 上記の色素を作る正常な遺伝子をR，変異型の遺伝子をrと表記することにします。Rはrに対して優性です。図の家系において，個体A～Cの遺伝子型を推定し，可能性のあるすべての型を答えなさい。

問 4. ハーディ・ワインベルグの法則が成り立つ条件は，1）母集団が十分に大き
い，2）新たに突然変異が生じない，3）個体の移住がないという3つの条件の
他に，あと2つ条件が必要です。その2つは何ですか。

問 5. この動物の集団においてアルビノが現れる割合が0.01 %である場合，この
家系とは関係のないメスが変異型遺伝子をヘテロ(Rr)に持つ確率は何％です
か。小数第3位まで求め，小数第3位を四捨五入しなさい。答には計算式も明
記してください。

問 6. 変異型遺伝子をヘテロ(Rr)に持つメスと図中Cがつがいになり子をつくる
場合，その子がアルビノになる確率は何％ですか。小数第2位まで求め，小数
第2位を四捨五入しなさい。答には計算式も明記してください。

英 語

解答

28年度

I

〔解答〕

(1) a　(2) a　(3) c　(4) a　(5) a
(6) a　(7) c　(8) d　(9) a　(10) b
(11) d　(12) a　(13) a　(14) d　(15) a

〔出題者が求めたポイント〕

短文の中の空所補充

〔正解を入れた訳と解法のヒント〕

(1) あき子はファッションを勉強する目的でパリに行った。
　　「～する目的で」for the purpose of ～ ing
(2) マーク：昨夜テレビであのコメディー見た？
　　リンダ：ええ、でも全然面白いと思わなかった。
　　「全然～ない」not ～ at all
(3) もうお暇しなければなりません。ご両親によろしくお伝えください。
　　「～によろしく」give my best regards to ～
(4) 先日母校の高校を訪ねたとき、制服が廃止されていたことがわかった。
　　「～を廃止する」do away with ～
(5) 東京から奈良に行きたいなら、新幹線に乗って京都で乗り換えなければならない。
　　a. 乗り換える　　b. 変更する
　　c. 翻訳する　　　d. 輸送する
(6) 電気とガスの料金が来年上がる。
　　b. 運賃　　c. 賃貸料　　d. 賃金
(7) ジェイン：なんでそんなに時計を見てばかりいるの？
　　ジョン：10時に約束があるからだよ。
　　「～し続ける」keep ～ ing
(8) 寒さにとても弱いんです。毛布をもう一枚いただけますか？
　　「～（外的刺激など）に敏感な」sensitive to ～
(9) 父は私が夏休みの計画をもう立てたのかどうか訊いた。
　　「私が～かどうかを尋ねる」ask if I ～
(10) そのグループは途中で悪天候だと言われたので、山に登るのを延期することに決めた。
　　分詞構文の主語は the group なので受動態が適切
(11) その新しい店は、開店日に来る人にはだれにでも、ちょっとしたプレゼントを渡す。
　　名詞節を作る関係代名詞を選ぶ。visit it につながるので主格。
(12) あなたは今朝ロンドンでヘレンに会ったはずはない。彼女はここ1週間ニューヨークにいる。
　　「～したはずはない」can't have + p.p.
(13) そんな小さなことでケイトが怒ったなんて不思議だ。

lose one's temper「怒る」
(14) 彼の不注意にもう我慢できなかった。
　　put up with ～「～に我慢する」
(15) 警察はその火事の原因を調べている。
　　look into ～「～を調べる」

II

〔解答〕

問1. d　　問2. a　　問3. a
問4. a　　問5. c　　問6. d

〔出題者が求めたポイント〕

会話文の中の空所補充

〔全訳〕

ビルは誕生パーティーのプランの件で科学博物館の職員と電話をしている。

ビル：そちらの博物館では子どもたちの誕生パーティーができると聞いたのですが。

職員：はい、そうです。私たちはいろいろなプランを揃えています。子どもさんはおいくつになるのですか？

ビル：実はスージーは私の姪なのです。来月12歳になります。

職員：えーと、空気力学のテーマをお(1)薦めしたいですね。

ビル：本当ですか？それはどのようになるのでしょうか。

職員：子どもたちは空気圧の効果を学びます。使うのはボーリングとかボールとか風船とか…

ビル：（話をさえぎって）理科の授業のようですね。

職員：いえいえ。受け合いますが、(2)教室での経験とは全く違います。

ビル：空気力学を勉強するというのは、私が考えるおもしろいというのとは違っていますね。

職員：子どもたちは何も勉強しません。(3)経験するのです。ほとんどの子どもたちが学んでいるということにどれだけ気づいてさえいないか、知るとびっくりしますよ。

ビル：そちらの博物館のことはあまり詳しくないのですが。

職員：はい、こちらは発明、環境、健康のフロアに分かれています。

ビル：パーティーの参加者はそのどれにも行けるのですか？

職員：手で触れられる展示と活動のどちらかひとつを選べます。

ビル：手で触れる？ほとんどの博物館は「触らないでください」と言っていますよ。

職員：私たちは、子どもたちが袖をまくりあげて、実際やってみることで学ぶのを(4)奨励したいのです。

それから、巨大なロボットの動物の双方向の展示を見逃さない方がいいですよ。

ビル：どういうふうに双方向なのですか？

職員：実物より大きい生物工学のロボットをコンピューターテクノロジーと結合させているのです。

ビル：(5)それは子どもたちの理解力をちょっと超えているんじゃないかと思います。

職員：子どもたちは気に入りますよ。ロボットの動きをプログラムするようになります。

Ⅲ

〔解答〕

問1. a　　問2. c　　問3. b
問4. c　　問5. c　　問6. a

〔出題者が求めたポイント〕

長文の中の空所補充、内容理解

〔全訳〕

　19世紀と20世紀で、英語に数十万の新しい語が現れた。オクスフォード英語辞典（OED）の編纂を見ると、ボキャブラリーの増加が明らかにわかる。この辞書は1150年以降のすべての英語の単語を含んでいる。もはや使用されなくなったものさえある。ここに用例とともに表わされているのは、それぞれの単語が最初にいつ文書に現れたか、単語の意味が数世紀を経てどのように変化してきたかである。

　このような情報を探し出すことは、だれも最初はどんなに大変か正確にはわかっていなかったの(1)だが、実に大変な大仕事だった。ジェイムズ・マレーというスコットランド人が1879年に辞書の編纂作業の責任者に任命され、予定としては10年で作業を終えることになっていた。マレーは大々的な読み取りプログラムを組織した。これは数百人の人々が言葉がどのように使われているかの例を彼に送ってくるというものであった。5年後に辞書の最初の部分が完成したが、AからANTまで進んだ(2)だけだった。この仕事には10年よりかなり長い時間がかかるだろうとだれもが理解した。実際にはさらに44年かかったのである。惜しいことに、マレーはその完成を見るまで生きることはなかった。彼は1915年に78歳で、Uの作業をしているときに亡くなった。しかし、自分が英語の詳細な(3)歴史が載っている辞書を作ることに貢献したということが、彼にはわかっていた。

　最初のOEDは(4)1923年に完成され、41万4800の語及び表現の意味と歴史を解説し、文学やその他の書物からの用例も載せていた。1989年完成の第2版のOEDは61万5100語を、その多く―おそらく20パーセントくらい―はもはや使われていない語なのだが、解説した。この辞書は単語がどのように使われていたか、そして使われているかを表わし、すべての種類の書物から取った250万の用例を載せている。これには科学用語や、北アメリカ、オーストラリア、ニュージーランド、南アフリカ、カリブ、インド、そしてパキスタン由来の語も含まれている。

Ⅳ

〔解答〕

(A) (1) While she was talking to the teacher, Lucky kept Kate waiting in the classroom.

　　(2) Every time [Each time, Whenever] he reads the book, he discovers something new.

(B) (イ) when　　(ロ) reserve
　　(ハ) pleasure　　(ニ) coming　　(ホ) matter

〔出題者が求めたポイント〕

(A)　和文英訳

(B)　記述式の空所補充

数 学

解答

28年度

1

〔解答〕

(1) ア 5　(2) イ $9(x+3)$

(3) ウ $\dfrac{2}{5}$　エ $2\sqrt{10}$　(4) オ $\dfrac{45}{4}$

〔出題者が求めたポイント〕

指数関数，対数関数

(1) はじめに真数条件をチェックしておくこと。

(2) $y=f(x)$ のグラフを x 軸方向に p，y 軸方向に q だけ平行移動したグラフの方程式は $y-q=f(x-p)$ である。

式と証明

(3) 数Ⅱまでの範囲で分数式の最大・最小を求めるときは，相加・相乗平均の不等式を使うことが多い。

指数関数，対数関数

(4) 指数法則 $10^{x+y}=10^x10^y$ を利用する。1.06 を 0.30 と 0.48 で表すことを考える。

〔解答のプロセス〕

(1) 真数条件により　$x-2>0$，$x-3>0$，$x+1>0$ なので $x>3$　…①

$$-\log_{\frac{1}{3}}(x+1)=-\frac{\log_3(x+1)}{\log_3\frac{1}{3}}=\log_3(x+1)$$

であるので，

与方程式より　$\log_3(x-2)(x-3)=\log_3(x+1)$

真数を比べて　$(x-2)(x-3)=x+1$

整理して因数分解すると　$(x-1)(x-5)=0$

よって，①を満たす x は $x=5$

(2) 平行移動したグラフの方程式は $y-2=\log_3(x+3)$ である。

したがって，$y=\log_3(x+3)+2$
$=\log_3(x+3)+\log_3 3^2=\log_3 9(x+3)$

(3) $y=5\cdot 3^x+2\cdot 3^{-x}=5\cdot 3^x+\dfrac{2}{3^x}$

$5\cdot 3^x>0$，$\dfrac{2}{3^x}>0$ により相加平均と相乗平均の不等式から

$$5\cdot 3^x+\frac{2}{3x^2}\geqq 2\sqrt{5\cdot 3^x\times\frac{2}{3^x}}=2\sqrt{10}\quad\cdots\cdots①$$

等号は $5\cdot 3^x=\dfrac{2}{3^x}$ のとき成り立つ。

このときの x は，$(3^x)^2=\dfrac{2}{5}$ で $3^x>0$ より $3^x=\sqrt{\dfrac{2}{5}}$

対数の定義から $x=\log_3\sqrt{\dfrac{2}{5}}=\dfrac{1}{2}\log_3\dfrac{2}{5}$

したがって，①により

$y=5\cdot 3^x+2\cdot 3^{-x}$ の最小値は，$x=\dfrac{1}{2}\log_3\dfrac{2}{5}$ のとき $2\sqrt{10}$ である。

(4) $1.06=0.18\times 2+0.7$ であるから

$10^{1.06}=(10^{0.18})^2\times 10^{0.7}$ とできる。

ここで，$10^{0.18}=\dfrac{10^{0.48}}{10^{0.30}}=\dfrac{3}{2}$，$10^{0.7}=\dfrac{10^1}{10^{0.3}}=\dfrac{10}{2}=5$

となるので，

$10^{1.06}=\left(\dfrac{3}{2}\right)^2\times 5=\dfrac{45}{4}$ である。

注意　$10^{0.3}=2$ だけを用いて，$10^{1.06}=(10^{0.3})^{\frac{53}{15}}=2^{\frac{53}{15}}$

とできる。

また，$10^{0.48}=3$ だけを用いて，

$10^{1.06}=(10^{0.48})^{\frac{53}{24}}=3^{\frac{53}{24}}$ ともできる。

さらに，$10^{1.06}=10^1\times 10^{0.06}=10\times(10^{0.18})^{\frac{1}{3}}$

$=10\sqrt[3]{\dfrac{3}{2}}$

のようにもできる。

出題者の用意した答はどのようなものだろうか。

2

〔解答〕

(1) $\dfrac{1}{35}$　(2) $\dfrac{1}{7}$　(3) $\dfrac{6}{35}$　(4) $\dfrac{12}{35}$

〔出題者が求めたポイント〕

確率

確率を求めるときは，同じ色の石も区別して考える。数えるのが苦手な人は具体的に調べるとよい。

(1) 黒石，白石，黒石，…… の順に並ぶ場合である。

(2) 両端に白石を置き，間に黒石4個と残りの白石1個が並ぶ場合である。

(3) 2個の黒石にはさまれた白石の個数で場合分けする。

(4) 3個と1個の黒石にはさまれた白石の個数で場合分けする。3個，1個の順に並ぶときと1個，3個の順に並ぶ場合がある。

〔解答のプロセス〕

7個の石を一列に並べる方法は 7! 通り。

(1) 黒石と白石が交互に並ぶのは，7個の石の色順が ●○●○●○● であるので

並べ方は $4!\times 3!$ 通りである。

したがって，求める確率は $\dfrac{4!\times 3!}{7!}=\dfrac{1}{35}$

(2) 両端に白石を置く方法は $3\cdot 2(=_3\mathrm{P}_2)$ 通り。

間の5個の並べ方は 5! 通りなので，7個の石を一列に並べたとき，

両端に白石が並ぶ場合は　$3\cdot 2\times 5!$ 通りである。

したがって，求める確率は $\dfrac{3 \cdot 2 \times 5!}{7!} = \dfrac{1}{7}$

(3) 2個の黒石にはさまれた白石の個数が
 i) 1個のとき，並んでいる7個の石の色順は
  ●●○●●○○，○●●○●●○，○○●●○●●
 ii) 2個のときは，
  ●●○○●●○，○●●○○●●
 iii) 3個のときは，
  ●●○○○●●

 i)，ii)，iii)のいずれの場合も，7個の石の並べ方は $4! \times 3!$ 通りであるから，黒石が2個ずつ一緒に並ぶが，4個一緒ではない並べ方は $4! \times 3! \times 6$ 通り。

したがって，求める確率は $\dfrac{4! \times 3! \times 6}{7!} = \dfrac{6}{35}$

(4) 3個と1個の黒石にはさまれた白石の個数が
 i) 1個のとき，並んでいる7個の石の色順は
  ●●●○●○○，○●●●○●○，○○●●●○●，
  ●○●●●○○，○●○●●●○，○○●○●●●
 ii) 2個のとき，並んでいる7個の色の色順は
  ●●●○○●○，○●●●○○●，●○○●●●○，○●○○●●●
 iii) 3個のとき，並んでいる7個の色の色順は
  ●●●○○○●
  ●○○○●●●

 i)，ii)，iii)のいずれの場合も，7個の石の並べ方は $4! \times 3!$ 通りであるから，黒石が3個と1個に分かれて並ぶ場合は $4! \times 3! \times 12$ 通り。

したがって，求める確率は $\dfrac{4! \times 3! \times 12}{7!} = \dfrac{12}{35}$

3
〔解答〕
$y = \dfrac{1}{3}x + \dfrac{2}{3}$

〔出題者が求めたポイント〕
点・直線・円
直線は通る2点で決まる。また，直線 l_2 上のすべての点が，直線 l_1 に関して線対称移動する。そこで，直線 l_2 上の勝手な2点を選んで，その線対称移動後の点を求めればよい。

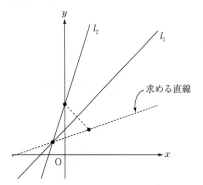

〔解答のプロセス〕
2直線 l_1 と l_2 の交点は
連立方程式 $\begin{cases} x - y + 1 = 0 \\ 3x - y + 2 = 0 \end{cases}$ の解より
$\left(-\dfrac{1}{2}, \dfrac{1}{2}\right)$ である。
この点は直線 l_1 に関して線対称移動しても動かない。
次に，直線 l_2 上の点 $(0, 2)$ が直線 l_1 に関して線対称移動して点 (a, b) に移ったとすると，直線 l_1 は x 軸に平行ではないので $a \neq 0$ である。
このとき，2点 $(0, 2)$ と (a, b) を結ぶ線分の垂直二等分線が直線 l_1 であるから，
$A(0, 2)$，$B(a, b)$ とすると，l_1 の傾きが1であるので
 $AB \perp l_1$ より $\dfrac{b - 2}{a - 0} \times 1 = -1$
よって，$b = -a + 2$ ……①
線分 AB の中点 $\left(\dfrac{a}{2}, \dfrac{2+b}{2}\right)$ は直線 l_1 上にあるので，
 $\dfrac{a}{2} - \dfrac{2+b}{2} + 1 = 0$
よって，$a = b$ ……②
①，②を連立して解くと，$a = 1$，$b = 1$
つまり点 $(0, 2)$ は点 $(1, 1)$ に移る。
以上により，求める直線は2点 $\left(-\dfrac{1}{2}, \dfrac{1}{2}\right)$，$(1, 1)$ を通るから，
$$y - 1 = \dfrac{1 - \dfrac{1}{2}}{1 - \left(-\dfrac{1}{2}\right)}(x - 1)$$
つまり，$y = \dfrac{1}{3}x + \dfrac{2}{3}$

4
〔解答〕
(1) $y = 4t^3 - 6t^2 + 3$
(2) 最大値 3   最小値 -7

〔出題者が求めたポイント〕
三角関数，整関数の微分
関数を $\sin \theta$ で表して指示通りに置換すると，t の3次関数になるから，微分を使って最大・最小を求めることになる。このとき，新しい変数 t のとる値の範囲に注意する。

〔解答のプロセス〕
(1) $y = -4\sin\theta\cos^2\theta + 3\cos 2\theta + 4\sin\theta$
  $= -4\sin\theta(1 - \sin^2\theta) + 3(1 - 2\sin^2\theta) + 4\sin\theta$
  $= 4\sin^3\theta - 6\sin^2\theta + 3$
であるので，$t = \sin\theta$ とすると，$y = 4t^3 - 6t^2 + 3$ となる。

(2) $0 \leq \theta < 2\pi$ において，$-1 \leq \sin\theta \leq 1$ であるから，
(1)で求めた，$y = 4t^3 - 6t^2 + 3$ の $-1 \leq t \leq 1$ における

最大値と最小値が求めるものである。

$f(t) = 4t^3 - 6t^2 + 3$ とすると,

$$f'(t) = 12t^2 - 12t = 12t(t-1)$$

$f'(t) = 0$ とすると, $t = 0,\ 1$

$$f(-1) = -7,\ f(0) = 3,\ f(1) = 1$$

$-1 \leqq t \leqq 1$ における $f(t)$ の増減は次の通り。

t	-1	$\cdots$	0	$\cdots$	1
$f'(t)$		$+$	0	$-$	
$f(t)$	-7	↗	極大 3	↘	1

したがって, y の最大値は $t = 0$ のとき, 3, y の最小値は $t = -1$ のとき, -7

物　理

解答

28年度

I

〔解答〕

(1) $\sqrt{\dfrac{GM}{r}}$ 　(2) $2\pi r\sqrt{\dfrac{r}{GM}}$

(3) $T_2 = 3\sqrt{3}\,T_1$ 　(4) 5倍 　(5) $\sqrt{\dfrac{GM}{15r}}$

〔出題者が求めたポイント〕

万有引力，惑星を周回する物体の運動

〔解答のプロセス〕

(1) 小物体の速さを v_0 とすると，万有引力を向心力とする円運動の方程式は

$$m\frac{{v_0}^2}{r} = G\frac{Mm}{r^2}$$

$$\therefore\ v_0 = \sqrt{\frac{GM}{r}}\,[\mathrm{m \cdot s^{-1}}] \quad \cdots(答)$$

(2) $T_1 = \dfrac{2\pi r}{v_0} = 2\pi r\sqrt{\dfrac{r}{GM}}\,[\mathrm{s}] \quad \cdots(答)$

(3) 加速後の楕円軌道の長半径 a は

$$a = \frac{5r+r}{2} = 3r$$

であるから，ケプラーの第3法則より

$$\frac{{T_1}^2}{r^3} = \frac{{T_2}^2}{(3r)^3} \quad \therefore\ T_2 = 3\sqrt{3}\,T_1 \quad \cdots(答)$$

(4) ケプラーの第2法則(面積速度一定の法則)より

$$\frac{1}{2}\,rv_\mathrm{P} = \frac{1}{2}\cdot 5rv_\mathrm{Q} \quad \therefore\ v_\mathrm{P} = 5\,v_\mathrm{Q} \quad \cdots(答)$$

(5) 全力学的エネルギー保存則より

$$\frac{1}{2}\,m{v_\mathrm{P}}^2 - \frac{GMm}{r} = \frac{1}{2}\,m{v_\mathrm{Q}}^2 - \frac{GMm}{5r}$$

$$(5v_\mathrm{Q})^2 - {v_\mathrm{Q}}^2 = \frac{2GM}{r}\left(1 - \frac{1}{5}\right)$$

$$\therefore\ v_\mathrm{Q} = \sqrt{\frac{GM}{15r}}\,[\mathrm{m \cdot s^{-1}}] \quad \cdots(答)$$

II

〔解答〕

(1) 2.0 m 　(2) 4.0 m 　(3) 0.50Hz

(4) 2.0 m・s^{-1} 　(5) $y = 0\,[\mathrm{m}]$

〔出題者が求めたポイント〕

波の式

〔解答のプロセス〕

一般に，x 軸に沿って進む振幅 A，波長 λ，周期 T の正弦波の式は

$$y = A\sin 2\pi\left(\frac{t}{T} - \frac{x}{\lambda}\right)$$

で表される。与えられた式を上と同じ形に変形すると

$$y = 2.0\sin 2\pi\left(\frac{t}{2.0} - \frac{x}{4.0}\right)$$

とかける。

(1) 2つの式を比較して，振幅 A は

$$A = 2.0\,[\mathrm{m}] \quad \cdots(答)$$

(2) 波長 $\lambda = 4.0\,[\mathrm{m}] \quad \cdots(答)$

(3) 周期 $T = 2.0\,[\mathrm{s}]$ より，振動数 f は

$$f = \frac{1}{T} = 0.50\,[\mathrm{Hz}] \quad \cdots(答)$$

(4) 速さ $v = f\lambda = 0.50 \times 4.0 = 2.0\,[\mathrm{m \cdot s^{-1}}] \quad \cdots(答)$

(5) 与式に数値を代入して

$$y = 2.0\sin\pi(4.0 - 1.0) = 0\,[\mathrm{m}] \quad \cdots(答)$$

III

〔解答〕

(1) $\dfrac{2kQ}{r}$ 　(2) $\dfrac{3}{2}\,r$

(3) 強さ$\cdots\dfrac{4kQ}{r^2}$，向き$\cdots x$ 軸の正の向き

(4) $(3+\sqrt{3})r$

〔出題者が求めたポイント〕

点電荷のまわりの電場・電位

〔解答のプロセス〕

(1) OA の中点 M は点 O，点 A からともに r だけ離れているから，電位 $V_\mathrm{M}[\mathrm{V}]$ は

$$V_\mathrm{M} = k\frac{3Q}{r} + k\frac{-Q}{r} = \frac{2kQ}{r} \quad \cdots(答)$$

(2) 座標 $x(0 < x < 2r)$ における電位 $V(x)\,[\mathrm{V}]$ は

$$V(x) = k\frac{3Q}{x} + k\frac{-Q}{2r-x} = \frac{kQ(6r-4x)}{x(2r-x)}$$

よって，$V(x) = 0$ のとき

$$6r - 4x = 0 \quad \therefore\ x = \frac{3}{2}\,r \quad \cdots(答)$$

(3) OA の中点 M では，点 O の正電荷がつくる電場は x 軸正方向，点 A の負電荷がつくる電場も x 軸正方向だから，合成電場の向きも x 軸の正の向きであり，その大きさは $E_\mathrm{M}[\mathrm{N/C}]$ は

$$E_\mathrm{M} = k\frac{3Q}{r^2} + k\frac{Q}{r^2} = \frac{4kQ}{r^2} \quad \cdots(答)$$

(4) 点 O の正電荷が作る電場と点 A の負電荷がつくる電場が，逆向きで同じ大きさとなる点が存在するのは，$x > 2r$ の領域である。$x > 2r$ での合成電場 $E(x)\,[\mathrm{N/C}]$ は，向きも含めて

$$E(x) = k\frac{3Q}{x^2} - k\frac{Q}{(x-2r)^2} = \frac{2kQ(x^2-6rx+6r^2)}{x^2(x-2r)^2}$$

よって $E(x) = 0$ とすると

$$x^2 - 6rx + 6r^2 = 0 \quad \therefore\ x = (3\pm\sqrt{3})r$$

$x > 2r$ より

$$x = (3+\sqrt{3})r \quad \cdots(答)$$

愛知学院大学（歯）28年度　（34）

化　学

解答　28年度

I
〔解答〕
ア．最外殻　　イ．（第一）イオン化エネルギー
ウ．電子親和力
a. Na　　b. Ar　　c. Cl
〔解答のプロセス〕
ア．原子の最も外側にある電子殻は最外殻なので，そこにいる電子は「最外殻電子」である。文意から「価電子」はあてはまらない。（価電子を1つ取り去る，とは普通いわない）。
イ．原子から1個の電子を取り去ると陽イオンになる。このイオン化エネルギーは小さいほど陽イオンになりやすい。ゆえに，1族のアルカリ金属が最も小さく，18族の希ガス元素が最も大きくなる。第3周期では，それぞれa. Naとb. Arである。
ウ．反対に，電子を取り込む（＝陰イオンになる）ときのエネルギーが電子親和力である。電子親和力はイオンにならない希ガスで最も小さく，陰イオンになりやすいハロゲンが最も大きい。
　　第3周期ではc. Clである。

II
〔解答〕
問1．19.9%
問2．140 mL
〔解答のプロセス〕
問1　$\dfrac{6.00\ \text{mol}}{1\ \text{L}} = \dfrac{219\ \text{g}}{1100\ \text{g}} = 0.1990909\cdots$

　　∴　19.9%
問2　希硫酸1Lの重さは1150 gであり，そのうち硫酸の重さは

$$1150 \times \dfrac{20.0}{100} = 230\,(\text{g})$$

よって必要な濃硫酸の量は

$$230 \times \dfrac{100}{90.0} \div 1.82 = 140.41\cdots\,(\text{cm}^3)$$

III
〔解答〕
問1．（水素の燃焼）

$$H_2(気) + \dfrac{1}{2} O_2(気) = H_2O(液) + 286\ \text{kJ}$$

（メタンの燃焼）

$$CH_4(気) + 2O_2(気) = CO_2(気) + 2H_2O(液) + 891\ \text{kJ}$$

問2．メタン　0.40 mol
　　水素　0.10 mol
問3．385 kJ

〔解答のプロセス〕
問1．水素の燃焼によって生じるのは水なので，水の生成熱をそのまま考えればよい。
　　メタンについて，

$-C(気) - 2H_2(気) = -CH_4(気) -$　　　75 kJ←メタンの生成熱
$C(気) + O_2(気) = CO_2(気) +$　　　394 kJ←CO$_2$の生成熱
$2H_2(気) + O_2(気) = 2H_2O(液) + 286 \times 2$ kJ←H$_2$Oの生成熱
$CH_4(気) + 2O_2(気) = CO_2(気) + 2H_2O(液) + 891$ kJ

問2．メタン x mol，水素 y mol とすると，混合した体積が標準状態で11.2 Lなので，$x + y = 0.5$　…①
　　生成する水は，$2x + y = 0.9$　…②
　　　①，②から，$x = 0.40$，$y = 0.10$
問3．生じる熱量は
　　　$891 \times 0.40 + 286 \times 0.10 = 385$ kJ

IV
〔解答〕
問1．A　　　B　

　　　G　

問2．C　安息香酸
　　　E　テレフタル酸
　　　F　p-キシレン
問3．4
〔解答のプロセス〕
問1．Cはトルエンを過マンガン酸カリウムを酸化して得られるので，安息香酸である。よって，Aは安息香酸エチルである。
　　Bの加水分解でDとメタノールが得られているので，Dの分子式は
　　C$_8$H$_8$O$_2$である。さらに，カルボキシ基をもつことから，構造として考えられるものをすべて挙げると，

　　D, E, Fについて考えると，D, Fを酸化してEを得ているので，D, E, Fは置換基の位置が同じである。
　　ベンゼンの二置換体のうち，水素原子を1つ塩素原子で置換して得られる化合物が1種類のみとなるのは，p-キシレンのようにパラ位の置換基が同じものとなるときである。よって，

D → E ← F

F の異性体のうち，ベンゼン環をもつのは

F　　①　　②　　③

　このうち，水素原子を1個塩素原子で置換した化合物が，2種類あるのは，①の*m*-キシレンである。

> ※注
> Fについては，分子量や炭素原子数について指定がないため，1, 4-ジエチルベンゼンのような構造もあてはまるが，名前のわかりやすいものを解答として採用した。Gについても同様である。

生 物

解答 28年度

Ⅰ 生態系

〔解答〕

問1 リン脂質

問2 (a)(e)

問3 (b)(f)(h)

問4 ア 核 イ ミトコンドリア ウ 葉緑体

問5 イ, ウ

　理由：他の原核生物が細胞膜に包まれて取り込まれた
　　　　ことによる。

問6 エ ゴルジ体 (e) オ (粗面)小胞体 (a)

〔出題者が求めたポイント〕

生体膜と細胞の構造に関する基本的な問題である。

問1 生体膜の構成成分であるリン脂質は，1分子のグリセリンに2分子の脂肪酸と1分子のリン酸化合物が結合している。2分子の脂肪酸部分が疎水性部分，グリセリンとリン酸化合物の部分が親水性部分となる。

問2 T2ファージはウイルスで，タンパク質からなる外殻の中にDNAを持つ。リボソームは，リボソームRNAとタンパク質からなる非常に大きな分子複合5体である。

問3 疎水部分が水と接することがないように並ぶ。これには，(b)のように水表面に疎水部分を水の外に向けて並ぶか，(f)や(h)のように疎水部を内側にして並んだミセルを作る方法がある。

問5 ミトコンドリアと葉緑体は，共生した生物由来の細胞小器官である。好気性細菌やシアノバクテリアをエンドサイトーシスにより取り込んだため，二重の膜構造を持つと考えられている(細胞共生説)。

Ⅱ DNAの構造

〔解答〕

問1 (ア)ヌクレオチド (イ)リン酸
　　(ウ)デオキシリボース (エ)塩基

問2 デオキシリボ核酸

問3 二重らせん構造

問4 塩基配列

問5 AとT，GとCが相補的に結合しているため。

問6 30%

〔出題者が求めたポイント〕

DNAの構造に関する基本的な問題である。

問3 DNAは2本のポリヌクレオチド鎖が逆平行に並び，塩基間で対を作り，らせん構造をとる。塩基対10対でらせんは1回転している。

問5 2本鎖DNAにおいて，AとT，GとCの数が同じになっている。これをシャルガフの法則という。これは，AとT，GとCがそれぞれ相補的に結合するためである。

問7 50−20＝30

Ⅲ 視覚受容器

〔解答〕

問1 ①視細胞 ②(視)神経 ③瞳孔 ④虹彩

問2 盲斑 視細胞が存在しないため，この部分に当たる光の刺激を受容できない。

問3 大脳

問4 ⑦錐体細胞 ⑦桿体細胞

問5 ⑦黄斑 エ ⑦

問6 増加し，視細胞の感度が上がる。 (現象名)暗順応

問7 (c)，(j)

〔出題者が求めたポイント〕

視覚受容に関する問題である。

問1 光刺激の受容から，中枢神経系への情報伝達の過程は下記の通りである。

　光刺激⇒視細胞 ━→ 連絡神経細胞 ━→ 視神経細胞
　━→ 中枢神経細胞

問3 視覚中枢は，大脳の後頭葉にある視覚野である。

問5 錐体細胞は黄斑の中心付近に多く分布する。これに対して，桿体細胞は黄斑部分にはほとんど分布せず，その周辺部に分布する。このような視細胞の分布のため，色彩は視野の中心部でよく感じる。

問6 桿体細胞にはロドプシンと言う視物質が含まれる。ロドプシンは暗所で合成され，明所で分解されることで，視細胞中の濃度が変化して細胞の感度が変わる。

Ⅳ アルビノの遺伝

〔解答〕

問1 メラニン

問2 Bが正常であるのにも関わらず，そのオスの子にアルビノがいることより，Y染色体上の遺伝子が原因ではないことが分かる。また，Bのメスの兄弟にアルビノがいるが，その父親がアルビノでないことより，X染色体上の遺伝子が原因ではないことが分かる。

問3 個体A：RR, Rr 個体B：Rr 個体C：RR, Rr

問4 ・集団内で自由に交雑が起き子孫を残すことができる。

　　・集団内の個体間の生存力や繁殖力に差がない。

問5 1.98% （計算式）$2 \times 0.01 \times (1 - 0.01) \times 100$

問6 16.7% （計算式）$\left(\dfrac{2}{3}\right) \times \left(\dfrac{1}{4}\right) \times 100$

〔出題者が求めたポイント〕

アルビノ個体を含む家系図を取り上げ，ハーディ・ワインベルグの法則など遺伝に関する問題である。

問3 アルビノ個体の遺伝子型はrrである。この2つのr遺伝子は両親からそれぞれ1つずつ受け継いだものである。つまり，与えられた家系図より，BとBの交配相手は，ともにrを持つヘテロ(Rr)であると推測できる。

Rr 同士の交配から生じる子の遺伝子型とその分離比は，RR：Rr：rr＝1：2：1となり，Cの遺伝子型はRRとRrの両方が考えられる。

Bの交配相手のr遺伝子は，両親のどちらかから受け継いだものである。つまり，Aがrを持つ可能性が考えられるので，Aの遺伝子型はRRとRrの両方が考えられる。

問5　このメンデル集団において，アルビノ遺伝子の頻度(q)は，アルビノ個体の割合より，0.01と求められる。アルビノ個体の割合0.01％(10^{-4})であるので

$q2 = 10^{-4}$　より $q = 10^{-2}$　となる。

また，$p + q = 1$ より

$$p = 1 - 10^{-2} = \frac{99}{100}$$　となる。

集団内で生じる形質の割合は，雌雄で違いがないので，ヘテロの雌の確率(％)は，$2pq \times 100$ となる。

すなわち，$2pq \times 100 = 2 \times (10^{-2}) \times 0.99 \times 100$
$= 1.980$（％）

問6　Cの遺伝子型は，RRとRrの可能性があり，ヘテロ(Rr)の雌と交配してアルビノが生まれるには，CがRrの時だけを考えればよい。CがRrである確率は，Cの親がともにRrであることより，$\frac{2}{3}$である。ヘテロのCとヘテロの雌との交配では，子供の遺伝子型の分離比は，RR：Rr：rr＝1：2：1となるので，子供にアルビノが生まれる確率は，次のように計算できる。

$$\left(\frac{2}{3}\right) \times \left(\frac{1}{4}\right) \times 100 = 16.66\cdots = 16.7（％）$$

平成27年度

問 題 と 解 答

平成27年度

英　語

問題

27年度

前期試験

I

▶次の英文の（　　　）内に入れるのにもっとも適当なものをa～dの中から1つ選びなさい。（1～15）

(1) Kate is very friendly. I feel (　　　) ease when I'm with her.

  a．at

  b．in

  c．of

  d．with

(2) Please come to the museum entrance (　　　) 11:00. The museum tour will start at 11:10.

  a．behind

  b．by

  c．in

  d．on

(3) You should not blame Tony for breaking the vase. He did not do it (　　　).

  a．by accident

  b．for example

  c．in addition

  d．on purpose

(4) Now that Sarah has a regular income, she should (　　　) any help from her parents.

  a．do for

  b．do without

  c．make out

  d．make up

⑸ I think this novel is (   ) by Hemingway. It reminds me of one passage in *The Old Man and the Sea.*

a．dedicated

b．influenced

c．moved

d．shared

⑹ This newspaper article is highly (   ) of the government policy.

a．available

b．critical

c．individual

d．occasional

⑺ According to official data, the port is (   ) of handling one million tons of coal a month.

a．able

b．capable

c．possible

d．powerful

⑻ My previous teacher (   ) the importance of grammar. Thanks to her advice, my English has greatly improved.

a．convinced

b．emphasized

c．neglected

d．practiced

(9) (   ) it rains tomorrow, we will go on a picnic. Otherwise, we will go next week.

a. For

b. If

c. Unless

d. When

(10) The most important problem (   ) in today's meeting is whether we should change the original plan or not.

a. discuss

b. discussing

c. to be discussed

d. to be discussing

(11) Do you know the musician (   ) song became the number one hit last year?

a. what

b. which

c. who

d. whose

(12) If I (   ) you, I would marry Jim. He is such a nice guy.

a. am

b. am not

c. had not been

d. were

(13) A (　　　) is an area of land used for growing crops or raising animals.

a．factory

b．farm

c．firm

d．flat

(14) (　　　) is an idea or plan that you offer for someone to consider.

a．An interpretation

b．An introduction

c．A promotion

d．A suggestion

(15) A (　　　) is an official document that gives someone permission to do or use something.

a．legend

b．liberty

c．license

d．limitation

愛知学院大学（歯）27 年度　(5)

Ⅱ　次のビジネスでの打ち合わせについての会話文を読んで設問に答えなさい。

Amanda：Good morning, Betty. You're an early bird this morning.

Betty：Yes, I got a ride with my roommate. She hates driving in heavy traffic, so we left early.

Amanda：I see.

Betty：（　1　）, Tom Reynolds called to thank you for sending him the free sample. I left the message on your desk. He called about 5:30 yesterday, but you had already left.

Amanda：OK. （　2　）

Betty：Yes, let's see. . . .　Oh, Lucy Palmer would like to see you this morning, if possible.

Amanda：Oh, good. I've been intending to make a call to her myself. I'll call her now.

Betty：（　3　）Why don't I try to get her for you later on?

Amanda：OK. That'll be fine.

[30 minutes later]

Betty：Amanda, I have Lucy on the line.

Amanda：Thank you.

[Amanda takes the phone.]

Amanda：Hello, Lucy. Betty said you called.

Lucy：That's right. I'd like to get together with you to talk about our arrangements for the release of our new product in Tokyo.

Amanda：You're reading my mind, Lucy. Tetsuo Murata just arrived from Japan, and I'd like to talk about it with both of you.

Lucy：I've heard a lot about Mr. Murata, （　4　）.

Amanda：Well, now's your chance. Why don't you join us for lunch?

Lucy : Sounds nice! It'll be interesting to hear what he has to say about the release. Where should we meet?

Amanda : How about my office at a quarter to twelve?

Lucy : (　5　). I have an 11:30 appointment. Could we make it at 12:15 instead? I should be free by then.

Amanda : Sure. See you at 12:15.

問 1　空所(　1　)に入れるのにもっとも適当なものをa～dの中から1つ選びなさい。

a．As you know

b．By the way

c．Frankly speaking

d．On the contrary

問 2　空所(　2　)に入れるのにもっとも適当なものをa～dの中から1つ選びなさい。

a．Anything else?

b．Any questions?

c．No kidding.

d．No wonder.

問 3　空所(　3　)に入れるのにもっとも適当なものをa～dの中から1つ選びなさい。

a．I believe she's in her office.

b．I don't know her number.

c．I doubt if she's in this early.

d．I think she'll make a call herself.

問 4 空所（ 4 ）に入れるのにもっとも適当なものを a ～ d の中から 1 つ選び
なさい。

a．and I don't want to see him

b．and I met him last month in Tokyo

c．but we've had a meeting with him already

d．but we've never actually met

問 5 空所（ 5 ）に入れるのにもっとも適当なものを a ～ d の中から 1 つ選び
なさい。

a．Don't worry

b．It depends

c．No problem

d．Sorry

問 6 本文の内容と一致するものを a ～ d の中から 1 つ選びなさい。

a．Amanda は渋滞に巻き込まれたくないので早めに家を出た。

b．Betty は昨日の午後 5 時半に Lucy に電話をした。

c．Lucy は Tetsuo Murata の意見を是非聞きたいと思っている。

d．Tetsuo Murata は Betty との昼食を楽しみにしている。

Ⅲ 次の石油化学製品の利用についての英文を読んで設問に答えなさい。

We may not realize it, but oil is an essential part of our everyday lives. Oil, which is usually called petroleum, is a valuable world resource because of the many useful products manufactured from it.

When petroleum first comes out of the ground, it is called crude oil. And from crude oil, many petroleum products, or petrochemicals, are manufactured. (イ)

In the past, people's homes contained only natural material, such as wool or cotton carpets, and wood furniture. Today, (1), furniture, carpeting and other products around the house are made from petroleum-based synthetics. We heat our homes with oil or natural gas instead of wood. In the past 60 years, our clothes have been made from synthetic fibers. Today, clothing is even made from used plastic containers. (ロ) The detergents we use to wash dishes and clean our clothes are petroleum-based products.

Petrochemicals have (2) of medical uses. The vitamins we take and some of the drugs that our doctors prescribe are made of petrochemicals. (ハ) Cold medicines and drugs that help some people breathe more easily are made of petrochemicals, too.

The transportation industry relies very much on petrochemicals. We all know that gasoline provides fuel for cars, trucks, airplanes, and ships. Yet, (3) is aware that cars and trucks are made of petrochemicals, too. For instance, car and truck bodies are made of hundreds of kilograms of polyester. (ニ) Bumpers are no longer made of steel, and tires are synthetic, not real, rubber. Traffic lights, road signs, and the painted lines on roads are all made of petrochemicals.

(4) the world supply of petroleum is limited, and will one day run out, for now we have a sufficient supply to meet the world's needs.

(notes)　petrochemical　石油化学製品　　　prescribe　処方する

synthetics　合成化学製品　　synthetic fiber　合成繊維

detergent　洗剤　　polyester　ポリエステル

bumper　バンパー(車の部品)

問 1　空所(　1　)に入れるのにもっとも適当なものをa～dの中から1つ選びなさい。

a．besides

b．for example

c．however

d．in addition

問 2　空所(　2　)に入れるのにもっとも適当なものをa～dの中から1つ選びなさい。

a．a large area

b．a limited change

c．a small amount

d．a wide variety

問 3　空所(　3　)に入れるのにもっとも適当なものをa～dの中から1つ選びなさい。

a．anyone

b．everyone

c．not everyone

d．someone

問 4 空所（　4　）に入れるのにもっとも適当なものをa～dの中から1つ選び
なさい。

a．Although

b．Because

c．If

d．Since

問 5 次の英文は本文中のどこに入れたら文意が通るか，もっとも適当なものを
a～dの中から1つ選びなさい。

Petrochemicals are used in almost every area of our lives.

a．（イ）

b．（ロ）

c．（ハ）

d．（ニ）

問 6 本文の内容と一致するものをa～dの中から1つ選びなさい。

a．今では，衣類すら使用済みのプラスチック容器から作られる。

b．かぜ薬が石油化学製品から作られる日も遠くない。

c．車のバンパーは昔から合成ゴムで作られていた。

d．地下から汲み上げられた石油は，精製されると原油と呼ばれることにな
る。

Ⅳ

(A) 次の日本文を英文に直しなさい。

(1) 名古屋は初めてですか。水族館(the aquarium)や動物園が人気があります。

(2) 日本の昔話(folktales)を英語で読んでみると，とても面白いです。

(B) 次の日本文の意味になるように，それぞれの英文の（　　　）内に適当な1語を入れなさい。

(1) 「15分なら時間がとれますが，よろしいでしょうか。」
「十分です。」
"I can （　イ　）15 minutes, if it is OK with you."
"That's enough."

(2) 「パソコンの調子がおかしいんだ。」
「ちょっとみてあげようか。」
"There is something （　ロ　） with my PC."
"Well, let me check it."

(3) 「岐阜行きの電車に乗りたいのですが。」
「反対側の乗り場から出ています。」
"Where can I catch a train to Gifu?"
"Gifu trains （　ハ　） from the opposite platform."

(4) 「すみません，これは注文したものとは違うのですが。」
「申し訳ありません。すぐにご用意します。」
"Excuse me, but this is not （　二　） I ordered."
"I'm very sorry. I'll bring it right away."

(5) 「どうしてあんなに並んでいるの？」

「有名な歌手のコンサートのチケットだよ。」

"Why are so many people standing in （　ホ　）?"

"They're waiting to buy tickets for the concert of a very famous singer."

数　学

問題

前期試験

27年度

1 次の問いに答えなさい。

(1) 1，2，3，4，5と記入してある5枚のカードから3枚をとりだし，左から並べて3桁の整数を作る。このとき3の倍数である確率は ア である。

(2) $(x + y + z)^6$ の展開式における $x^2 y^3 z$ の係数は イ である。

2 不等式 $|2x - 3| \leqq |x + 1|$ を解きなさい。

$\boxed{3}$ $x,\ y$ が不等式 $y \leqq -x^2 + ax + 1$ を満たすとき，$x + y$ の最大値が 2 となるよ

うな $a \leqq 0$ の値を求めなさい。

$\boxed{4}$ 次の連立方程式を解きなさい。

(1) $\begin{cases} x + y = 5 \\ x^3 + y^3 = 35 \end{cases}$

(2) $\begin{cases} 2^x = 5^y \\ 5^{x-1} = 2^{y-1} \end{cases}$

物 理

問題　　27年度

前期試験

I　図1のように，半径 R [m]の半球が水平面に固定されている。この半球の頂点 A のごく近くに質量 m [kg]の小球を静かにおくと，小球はなめらかな球面に沿ってすべり始め，球面上の点 P を通過し，点 B で球面からはなれた。鉛直方向と OP，OB のなす角をそれぞれ θ [rad]，θ_0 [rad]とし，重力加速度の大きさを g [m・s^{-2}]として，つぎのおのおのに答えなさい。

(1)　P での小球の速さ。
(2)　P で小球にはたらく重力の OP 方向成分の大きさ。
(3)　P で小球が面に及ぼす力の大きさ。
(4)　$\cos\theta_0$ の値。
(5)　(4)の値を用いて，B での小球の速さを求めなさい。

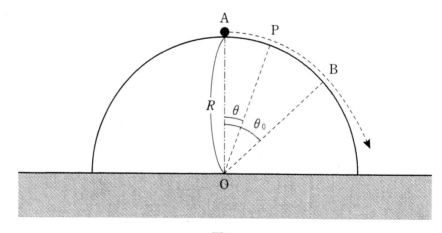

図1

Ⅱ 図2のような熱機関において，気体は n [mol] の単原子分子理想気体とする。気体定数を R [J·mol^{-1}·K^{-1}] として，つぎのおのおのに答えなさい。ただし，過程 B→C は等温変化である。

(1) 過程 A→B での気体の内部エネルギーの増加量。
(2) 状態 C の体積。
(3) 過程 C→A で，気体が外部にした仕事。
(4) 過程 C→A で，気体に加えた熱量。
(5) この気体を状態 B から断熱膨張させて(2)と同じ体積になったときの圧力を p_3 とする。p_1 と p_3 の大小関係。

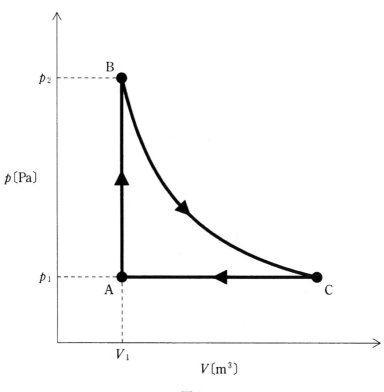

図2

Ⅲ 抵抗値がそれぞれ2.0Ω, 3.0Ω, 1.0Ωの抵抗 R_1, R_2, R_3, 未知の抵抗 R_x, 内部抵抗 r をもつ起電力5.0 V の電池 E および検流計 G を用いて図3のような回路を組んだところ, G には電流が流れず, R_x に1.0 A の大きさの電流が流れた。つぎのおのおのに答えなさい。

(1) R_x の抵抗値。
(2) R_1 に流れる電流の大きさ。
(3) r の抵抗値。
(4) r を含む5つの抵抗で2.0 s の間に発生するジュール熱の総量。

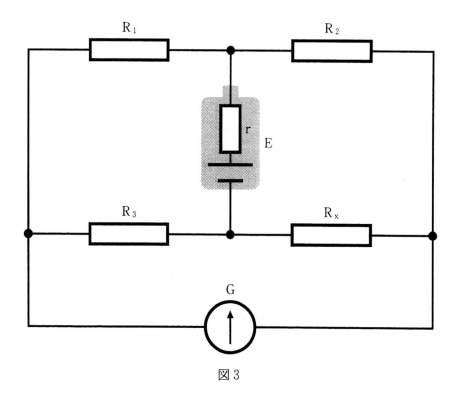

図3

化 学

問題

27年度

前期試験

計算を必要とする問では，根拠となる計算式も記入しなさい。計算においては，原子量を H = 1.0, C = 12, O = 16, Na = 23 とする。

I 次の文章を読み，問に答えなさい。計算では有効数字2桁で答えなさい。

塩化ナトリウムとクロム酸カリウムをそれぞれ 9.0×10^{-4} mol/L 含む水溶液に硝酸銀水溶液を加えてゆくと，溶液中の（ ア ）イオンがほぼすべて（ イ ）として沈殿した後に（ ウ ）の沈殿ができ始める。なお，塩化銀の溶解度積 $Ksp = [Ag^+][Cl^-] = 1.8 \times 10^{-10}$ mol^2/L^2，クロム酸銀の溶解度積 $Ksp = [Ag^+]^2[CrO_4^{2-}] = 9.0 \times 10^{-12}$ mol^3/L^3 とする。

問1 （ ア ）に適語を，（ イ ），（ ウ ）に化学式を入れなさい。

問2 （ イ ）の沈殿が生じるときの銀イオンのモル濃度を求めなさい。

問3 （ ウ ）の沈殿は，銀イオンのモル濃度がいくつを超えたときに生じますか。

II 次の文章を読み，問に答えなさい。計算では有効数字３桁で答えなさい。

　　油脂は（　ア　）と（　イ　）のエステルである。油脂に水酸化ナトリウム水溶液を
加え，加水分解するとセッケンを生じる。このような塩基を用いたエステルの加水
分解を特に（　ウ　）とよぶ。セッケンを水に溶かすと，ある濃度以上でコロイド粒
子をつくる。このようなコロイドを（　エ　）コロイドとよぶ。また，セッケン水溶
液に多量の塩化ナトリウムを加えるとセッケンが沈殿する。この現象を（　オ　）と
よぶ。

問 1　（　ア　）〜（　オ　）に適語を入れなさい。

問 2　リノール酸 $C_{17}H_{31}COOH$（分子量 280）のみからなる油脂 100 g を（　ウ　）す
　　るのに必要な水酸化ナトリウムは何 g ですか。

問 3　リノール酸 84.0 g に付加できる水素 H_2 は標準状態で何 L ですか。

問 4　セッケン水溶液に塩化カルシウム水溶液を加えて振り混ぜると，どのような
　　変化がおこりますか。また，その理由を簡潔に答えなさい。

問 5　セッケン水溶液に横から強い光を当てると光の進路が見える。この現象を何
　　とよびますか。また，その理由を簡潔に述べなさい。

Ⅲ 次の文章を読み，問に答えなさい．計算では有効数字2桁で答えなさい．

0.20 mol/L シュウ酸($H_2C_2O_4$)水溶液（ ア ）mL を（ イ ）で正確にとり，200 mL 用の（ ウ ）に入れ，純水で正確に20倍に希釈した．この水溶液10 mL を別の（ イ ）で正確にはかりとり，（ エ ）に入れ，2滴の指示薬を加えた．これに（ オ ）から濃度不明の水酸化ナトリウム水溶液を8.0 mL 滴下したとき，水溶液が淡赤色になった．

問1 （ ア ）には適切な数字を，また（ イ ）～（ オ ）には最も適する器具を右図から選び，その番号と名称を解答欄に記入しなさい．

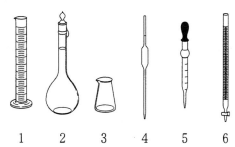

問2 （ イ ）～（ オ ）のうち，内部が純水でぬれている場合，そのまま使用して良い器具はどれですか．その名称をすべて答えなさい．また，そのまま使用して良い理由を簡潔に述べなさい．

問3 使用した指示薬はどれですか．番号で答えなさい．
① メチルオレンジ　　② メチルレッド
③ ブロモチモールブルー　　④ フェノールフタレイン

問4 0.040 mol/L シュウ酸水溶液を500 mL つくるのに0.50 mol/L シュウ酸水溶液は何 mL 必要ですか．

問5 水酸化ナトリウム水溶液のモル濃度を求めなさい．

Ⅳ 次の文章を読み，問に答えなさい。計算では有効数字 2 桁で答えなさい。

　　濃度不明の過酸化水素水（溶液 A）20 mL を希硫酸で酸性にして，過剰のヨウ化カリウム水溶液を加えると，ヨウ素を遊離してかっ色となった。この溶液に，デンプン水溶液を指示薬として加え，0.10 mol/L のチオ硫酸ナトリウムで滴定すると 20 mL 加えたところで指示薬の色が消失した。
　　なお，ヨウ素とチオ硫酸ナトリウムの反応は下式で表される。

$$I_2 + 2\,Na_2S_2O_3 \rightarrow 2\,NaI + Na_2S_4O_6$$

問 1 下線部の酸化剤と還元剤の働きを電子（e^-）を含むイオン反応式で表しなさい。

問 2 遊離したヨウ素 I_2 の物質量を求めなさい。

問 3 溶液 A のモル濃度を求めなさい。

問 4 次の下線をつけた原子の酸化数を求めなさい。

① $H_2\underline{O}_2$　　　　② $K\underline{I}$　　　　③ $\underline{S}O_4{}^{2-}$　　　　④ $\underline{I}_2$

生　物

問題

27年度

前期試験

I 次にあげる表はいろいろな生物の細胞について，核，ミトコンドリア，葉緑体，細胞壁，リボソームの有無をまとめたものである。＋は存在する，－は存在しないことを意味する。

	核	ミトコンドリア	葉緑体	細胞壁	リボソーム
①	＋	＋	＋	＋	＋
②	＋	＋	－	＋	＋
③	＋	＋	＋	－	＋
④	＋	＋	－	－	＋
⑤	－	＋	－	－	－
⑥	－	－	－	＋	＋
⑦	－	－	＋	＋	＋
⑧	－	－	－	－	＋

問 1. 核，ミトコンドリア，葉緑体，細胞壁，リボソームの主な働きや特徴で最も適したものを下から選び記号で答えなさい。

(a) 細胞の分裂に関係する。

(b) 物質の分泌に関係する。

(c) 生命活動の根幹をなし，遺伝物質を含む。

(d) 酸素を使わない呼吸（発酵）の場である。

(e) 酸素を使う呼吸の場であり，有機物から多量のエネルギーを取り出す。

(f) 糖，有機酸，無機イオン，アントシアニンなどを貯蔵する。

(g) 細胞の形態保持に働く。

(h) 光合成を行う。

(i) 物質の通り道である。

(j) タンパク質合成の場である。

問 2. 次の生物(ア)〜(ク)の細胞は表の①〜⑧のどれにあてはまりますか。ただし，①〜⑧の中にはいずれにも該当しないものも含まれている。

(ア) 大腸菌　　　　　　　　　(イ) アメーバ

(ウ) 酵母菌　　　　　　　　　(エ) 紅色硫黄細菌

(オ) オオカナダモの葉の細胞　(カ) ミドリムシ

(キ) ネンジュモ　　　　　　　(ク) ヒトの白血球

Ⅱ 図の1〜3はヒトにブドウ糖を飲ませた後の血液中の血糖量(図1)と，血糖量の調節に作用するホルモンA(図2)，ホルモンB(図3)の2種類のホルモン量の変化を示したものである。また，図4はある病気の患者にブドウ糖を飲ませた後の血糖量の変化を示したものである。時間0のところでブドウ糖を投与した。図を参照して下の問に答えなさい。

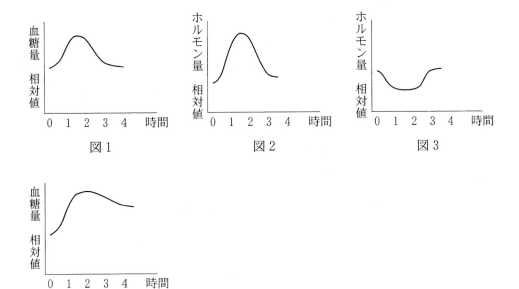

問1. 健康なヒトでは血液100ml当たり，どのくらいのブドウ糖が含まれていますか，記しなさい。

問2. ホルモンAの名称(イ)と，分泌する内分泌腺と細胞の名称(ロ)を記しなさい。

問3. ホルモンBはホルモンAと同じ内分泌腺から分泌される。ホルモンBの名称(イ)と，分泌する内分泌腺と細胞の名称(ロ)を記しなさい。

問 4. ホルモンBと同じはたらきをするもう1つのホルモンの名称(イ)と内分泌腺の名称(ロ)を記しなさい。

問 5. 図4に示した病気の患者について最も正しい記述はどれですか。1つ選び，記号で答えなさい。
(a) ホルモンAの分泌量が正常より多い
(b) ホルモンAの分泌量が正常より少ない
(c) ホルモンAの分泌量は正常であるが，ホルモンBの分泌量が少ない
(d) ホルモンA，ホルモンBとも分泌量が多い

問 6. 血糖量の調節にはホルモンとともに，神経系も関与している。この神経系の名称(イ)と血糖量を低下させる神経の名称(ロ)を記しなさい。

問 7. 問6の(イ)の神経系は血糖量の調節以外にもいろいろな生命現象に関与している。(イ)の神経系が関与している現象には○を，関与していない現象には×を記しなさい。
(a) 足の膝をたたくと足が前に上がる
(b) 緊張すると唾液の分泌がとまる
(c) 映画館から外に出るとはじめはまぶしいが，やがて収まる
(d) 運動すると呼吸が速くなる
(e) 目の前にボールが飛んで来ると目を閉じる

Ⅲ 下の図はウニの卵形成と初期発生の過程におけるDNA量の変化（細胞1個あたり）を示したものである。下の問に答えなさい。

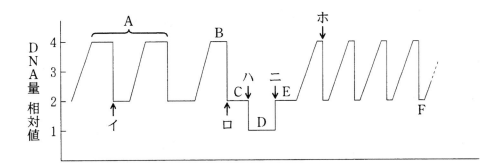

問1. 図中の矢印イ～ホは何を示していますか。最も適当なものを下の(a)～(g)より選び，記号で答えなさい。

(a) DNA合成　　(b) RNA合成　　(c) 受　精
(d) 卵　割　　(e) 体細胞分裂　(f) 減数第一分裂
(g) 減数第二分裂

問2. 次の(1)～(4)の細胞は図中のA～Fのうち，どれに相当しますか。図中の記号で答えなさい。

(1) 未受精卵　　　　(2) 二次卵母細胞
(3) 卵原細胞　　　　(4) 一次極体

問3. 次の(1)～(5)は図中のA～Fのどの時期におこなわれますか，記号で答えなさい。

(1) 卵黄が蓄積される
(2) 染色体の交差と遺伝子の組み換えがおこる
(3) 透明層が形成される
(4) 精核と卵核の融合が起こる
(5) 受精膜が形成される

問 4. 図中のＦの胚における細胞数はいくつですか。記号で答えなさい。

(a) 2個　　　(b) 4個　　　(c) 8個　　　(d) 16個　　　(e) 32個

問 5. ウニ卵は卵黄が卵全体に均一に分布しています。このような卵を何といいますか。

問 6. ウニ卵の卵割の特徴を述べなさい。

問 7. ヒトをふくむ多くの脊椎動物の受精は，ウニと異なるタイミングでおこなわれます。ヒトの受精がウニの受精と異なる点を述べなさい。

Ⅳ 次の文章を読んで，以下の問に答えなさい。

　酵素には特定の細胞にのみ含まれているものがある。その細胞が壊れると，そこ
<u>A</u>
に含まれていた酵素が血液中に漏れ出る。

　乳酸脱水素酵素(LDH)は2種類(H型とM型)のポリペプチド4個からなるタン
パク質で，<u>乳酸とピルビン酸の相互変換に関わる。(そのとき脱水素酵素の補酵素</u>
<u>B</u>
<u>NADHとNAD⁺の相互変換も同時に起こる。)つまり，乳酸からピルビン酸へ，ピ</u>
<u>ルビン酸から乳酸へ，双方の反応を触媒することができる。</u>ピルビン酸から乳酸へ
の変換は<u>嫌気呼吸</u>時に起こる反応の最終段階である。生体内では肝臓，心筋，骨格
<u>C</u>
筋，脾臓，腎臓などに分布している。細胞内では細胞質基質に存在する。LDHに
は5種類のアイソザイム(働きが同等で構造が違う酵素)が存在し，臓器によって含
まれる種類や量が異なる。LDH 1 (H型4個)やLDH 2 (H型3個とM型1個)は
心筋や赤血球，LDH 5 (M型4個)は肝臓や骨格筋，LDH 3 (H型2個とM型2
個)やLDH 4 (H型1個とM型3個)はその他の臓器に多く分布する。血中のLDH
アイソザイム活性を検査して，病気の診断にも使用される。

問 1. 酵素分子は遺伝子によって決められている。生物では遺伝子からタンパク質
　　　ができるまでの流れは普遍的である。㋐このことを示す図式を何とよびます
　　　か。また，㋑その図式を記しなさい。

問 2. 下線部Aのようなことが起こるのは，酵素が作られる過程で調節が行われて
　　　いるからである。問1の㋑で示した図式のどの段階で調節されていることが多
　　　いですか。その段階の名称を答えなさい。

問 3. LDHのように複数のポリペプチドで構成され機能を発揮するタンパク質の
　　　構造を何とよびますか。

問 4. 下線部Bが起きる際にはある物質が添加されたり遊離されたりするのを助ける物質（補酵素）が必要である。㋐何が添加・遊離されるのですか。㋑ピルビン酸から乳酸へはその物質（補酵素）の酸化型，還元型のいずれが必要ですか。

問 5. 文章中の嫌気呼吸（下線部C）はいわゆる乳酸発酵と同じである。筋肉中で行われる場合，この嫌気呼吸は一般的に何とよばれていますか。

問 6. 呼吸とは，エネルギーをある分子に蓄える過程であるといえる。㋐そのある分子とは何ですか。略号でもよい。また，㋑文章中の嫌気呼吸ではブドウ糖1分子からこの分子を何分子つくることができますか。

問 7. 心筋梗塞（心臓の細胞に栄養を送るための血流量が下がり心筋が壊死した状態）が疑われる患者の血液検査をすると，血中における5種類のLDHアイソザイムの発現量はどのようなパターンを示すと考えられますか，簡単に答えなさい。

英　語

解答

27年度

Ⅰ

〔解答〕

(1) a　(2) b　(3) d　(4) b　(5) b　(6) b　(7) b
(8) b　(9) c　(10) c　(11) d　(12) d　(13) b　(14) d
(15) c

〔解説〕

(1)「ケイトは親しみやすい人だ。彼女といると気が楽だ。」
at ease：気楽な

(2)「博物館の入口に11時までに来て下さい。ツアーは11時10分に始まります。」
by：～までには

(3)「花瓶を割ったことでトニーを責めてはいけない。わざとやったわけではないのだから。」
on purpose：わざと・故意に

(4)「今ではサラは一定の収入があるのだから、親からの助けなしでやるべきだ。」
do without：～なしで済ます

(5)「私はその小説はヘミングウェイの影響を受けていると思います。その小説を読むと「老人と海」を思い出します。」
influence：影響を及ぼす
dedicate：～を捧げる / move：～を感動させる / share：～を共有する

(6)「この新聞記事は政府の政策を非常に酷評している。」
critical of：～を酷評する

(7)「公式のデーターによると、その港ではひと月に100万トンの石炭を扱うことができます。」
be capable of：～することができる

(8)「私の前の先生は文法の重要性を強調しました。彼女のアドバイスのおかげで、私の英語は非常に伸びました。」
emphasize：強調する・力説する
convince A of B：AにBを納得させる / neglect：～を軽視する / practice：～を実行する

(9)「明日雨が降らない限り、私たちはピクニックに行きます。さもなければ、来週行きます。」
unless：～しない限り

(10)「今日の会議で話し合わなければならない最も重要な問題は、最初の計画を変更すべきかどうかということだ。」
problem を修飾する不定詞(形容詞用法) / problem と discuss は受動関係

(11)「去年1番のヒット曲を出したミュージシャンを知っていますか。」
whose は後ろの名詞を伴って節中で S・O・C になる。この文では whose song が節中の S

(12)「もし私があなたなら、ジムと結婚します。彼はとても素敵な人だから。」

仮定法過去

(13)「農場は作物を育てたり、家畜を飼育する場所です。」
farm：農場
factory：工場 / firm：商会・会社 / flat：平地・アパート

(14)「提案とは、誰かによく考えてもらうように求める考えや計画のことです。」
suggestion：提案
interpretation：解釈 / introduction：紹介・導入 / promotion：昇進・助長

(15)「免許証は、人に何かをしたり使うことを認める公式な証書です。」
license：免許証
legend：伝説 / liberty：自由 / limitation：制限

Ⅱ

〔解答〕

問1. b　問2. a　問3. c　問4. d　問5. d
問6. c

〔解説〕

問1. by the way：ところで / 前文まではベティーが早く出社した話だが、そのあと、トムの話に変わっている
as you know：ご存知のように / frankly speaking：率直にいえば / on the contrary：それどころか・それとは反対に

問2. ベティーに次の報告がないかを尋ねている

問3. アマンダが電話しようとしているのを、ベティーがそれを遮ってあとで自分が連絡を取ると言っているのはなぜか

問4. 前文でルーシーは「ムラタについて聞いてはいる」と言っているので、but でつないで「会ったことはない」とする

問5. 前文でアマンダが11：45に待ち合わせようと提案したことに、ルーシーが12：15にして欲しいと言っている

問6. c はルーシーの3番目の発言
a：ベティーの1番目の発言より、アマンダではなくベティーの友だち
b：ベティーの2番目の発言より、トムがアマンダに電話した
d：ルーシーの3番目の発言より、ルーシーがムラタとの昼食を楽しみにしている

〔全訳〕

アマンダ：おはよう、ベティー。今朝は早いのね。
ベティー：はい、ルームメイトの車に乗せてもらったので。彼女は交通渋滞の中を走るのを嫌うので、早く出たんです。
アマンダ：そうなの。

ベティー：ところで、トム レイノルドさんから無料サンプルを送ったことへのお礼の電話がありました。机にそのメッセージを置いておきました。彼は昨日5時半くらいに電話をくれましたが、あなたはもう出た後でしたので。

アマンダ：分かったわ。他に何かある？

ベティー：はい、ええっと。ああ、ルーシー パーマーさんができれば今朝あなたにお会いしたいそうです。

アマンダ：ちょうどよかった。彼女に電話しようと思っていたところなの。じゃあ、今電話をしてみるわ。

ベティー：こんなに早い時間にはいらっしゃらないのでは。私が後で連絡をとってみます。

アマンダ：じゃあ、そうして。

［30分後］

ベティー：アマンダ、ルーシーとの電話が繋がりました。

アマンダ：ありがとう。

［アマンダが電話を取る］

アマンダ：もしもし、ルーシー。ベティーにあなたから電話があったと聞いたけど。

ルーシー：そうよ。東京での新商品の発表の準備についてあなたと話したいの。

アマンダ：私もそう思っていたところよ、ルーシー。テツオ ムラタさんがちょうど日本から到着したところだから、あなたたち2人と話したかったの。

ルーシー：ムラタさんについては聞いてはいるけど、実際には会ったことがないのよ。

アマンダ：じゃあ、今回がいい機会ね。一緒にお昼を食べない？

ルーシー：それはいいわね。商品の発表について彼が何と言うかを聞くのは興味深いわ。どこで待ち合わせる？

アマンダ：11時45分に私のオフィスでどう？

ルーシー：ごめんなさい、11時半に約束があるの。12時15分ではどうかしら？そのころには体が空くから。

アマンダ：いいわよ。じゃあ、12時15分に会いましょう。

Ⅲ

〔解答〕

問1．c 問2．d 問3．c 問4．a 問5．a
問6．a

〔解説〕

問1．前文では、昔は自然素材を使っていたと言っているが、後文では、今は石油を基にした合成物質を使っていると、話が変わっている

問2．a wide variety of：非常に様々な／この後に、石油化学製品から作られるビタミンや医者の処方する薬、風邪薬のことが書いてある

問3．前文に、我々みんなが知っていることが書いてあり、次の文は逆接のYetで始まるので、みんなが気づいていないことが書かれている

問4．節内は、石油の世界供給が限られていて将来は尽きてしまうとあるが、主節では、今のところ需要を満たすだけの供給は十分あると言っているので、譲歩の接続詞のalthoughが正解

問5．「石油化学製品は我々の生活のほとんど全ての場で使われている。」
この後の段落から、我々の生活の中で石油化学製品が使われている様子が書かれている。
3段落：家具やカーペット、衣類、洗剤
4段落：医薬品
5段落：輸送業、車両、信号機、道路標識など

問6．a：3段落第5文
　　　b：4段落第3文には、将来ではなく今現在かぜ薬が石油化学製品によって作られていることがかいてある
　　　c：5段落第5文より、車のバンパーは昔は鉄で作られていた
　　　d：2段落第1文より、crude oil は精製されていないもの

〔全訳〕

我々は気づいていないかもしれないが、鉱油は我々の日常生活のなかで必要不可欠なものになっている。鉱油は通常石油と呼ばれ、価値ある世界資源である。なぜなら、石油から多くの役立つ製品が作られるからだ。

石油が最初に地下から汲み上げられる時、原油と呼ばれる。そして、原油から多くの石油製品や石油化学製品が作られる。石油化学製品は我々の生活のほとんど全ての場で使われている。

昔、人々の家には、羊毛や綿の敷物や木材の家具のような自然素材のものしかなかった。しかし今日では家にある家具、敷物やそのほかの製品は石油を基に作られた合成物質でできている。家は薪ではなく、石油や天然ガスで暖められている。ここ60年、我々の衣類は合成繊維で作られてきたが、今日では衣類は使用済みのプラスチック容器からも作られている。食器を洗ったり、衣類をきれいにするために使う洗剤は石油製品である。

石油化学製品には様々な医療用途がある。我々が摂取するビタミンや医者が処方する薬の中には、石油化学製品から作られたものもある。かぜ薬や呼吸を楽にする薬も石油化学製品によってできている。

輸送業は石油化学製品によるところが大きい。ガソリンが車、トラック、飛行機、船舶の燃料であることは誰もが知っていることだ。しかしながら、車やトラックも石油化学製品で出来ていることを誰もが知っているとは限らない。例えば、車やトラックの車体は何百キロものポリエステルから出来ている。バンパーはもはや鉄で出来ているのではなく、タイヤは本物のゴムではなく合成物質である。信号機や道路標識や道路上の車線は全て石油化学製品でできている。

石油の世界供給は限られ、いつの日にか尽きてしまうけれども、今のところ、世界需要を満たすだけの十分な供給はある。

Ⅳ

（A）〔解答例〕

(1) Is this the first time you have visited Nagoya ?
The aquarium and the zoo are popular here.

(2) When we read Japanese folktales, we find them
very interesting.

（B）〔解答〕

(1) spare　(2) wrong　(3) leave　(4) what

(5) line

〔解説〕

(1) spare：(時間)をさく

(2) be wrong with：〜の調子が悪い

(3) leave：(乗り物が)出発する

(4) what：名詞節を導き、節内が不完全文
　　　　　ここでは what I ordered は補語になる名
　　　　　詞節 / 節内で what は ordered の目的語

(5) in line：列に並んで

数　学

解答　　　27年度

①

〔解答〕

(1) $\dfrac{2}{5}$　　(2) 60

〔出題者が求めたポイント〕

(1) とり出した3枚の和が3の倍数ならばよい。
和が3の倍数となる組を書き出し，数える。
全体は5枚から3枚選ぶ場合の数。

(2) 6つの$(x+y+z)$から2つをx，3つをy，残りをzを選ぶ場合の数。

〔解答のプロセス〕

(1) 全体は，$_5C_3 = 10$
3枚を並べるとき3の倍数となるとり出す組は，
$(1, 2, 3)$, $(1, 3, 5)$, $(2, 3, 4)$, $(3, 4, 5)$

$\left(\begin{array}{l}\text{注・これら3つの数字の並べ方は3! 通りあるが，}\\\text{すべて3の倍数になる。}\end{array}\right)$

従って，$\dfrac{4}{10} = \dfrac{2}{5}$

(2) $_6C_2 \cdot _4C_3 \cdot _1C_1 = 15 \times 4 \times 1 = 60$

②

〔解答〕

$\dfrac{2}{3} \leqq x \leqq 4$

〔出題者が求めたポイント〕

$n \leqq m$ で，$n \geqq 0$，$m \geqq 0$ のとき，$n^2 \leqq m^2$
$(2x-3)^2 \leqq (x+1)^2$ を解く。

〔解答のプロセス〕

両辺とも0以上なので，$(2x-3)^2 \leqq (x+1)^2$
$4x^2 - 12x + 9 \leqq x^2 + 2x + 1$
$3x^2 - 14x + 8 \leqq 0$
$(3x-2)(x-4) \leqq 0$

従って，$\dfrac{2}{3} \leqq x \leqq 4$

③

〔解答〕

$a = -3$

〔出題者が求めたポイント〕

$y = -x^2 + ax + 1$ と $x+y = 2$ が接するとき，
$y \leqq -x^2 + ax + 1$ を満たす点(x, y)で，$x+y$ の最大値が2である。そのときのx，yは接点の座標である。
連立方程式から，xの2次方程式にして，$D = 0$

〔解答のプロセス〕

$y = -x^2 + ax + 1$ と $x+y = 2$ が接すれば，
$y \leqq -x^2 + ax + 1$ を満たす点(x, y)で，$x+y$ の最大値が2となる。
$y = -x+2$ を放物線の式に代入する。

$-x+2 = -x^2 + ax + 1$
$x^2 - (a+1)x + 1 = 0$
$(D=)(a+1)^2 - 4 = 0$ より　$a^2 + 2a - 3 = 0$
　　　　　　　　　　　　　$(a+3)(a-1) = 0$
$a \leqq 0$ より　$a = -3$

④

〔解答〕

(1) $(x, y) = (2, 3)$, $(3, 2)$

(2) $x = \log_{10}5$, $y = \log_{10}2$

〔出題者が求めたポイント〕

(1) $x^3 + y^3 = (x+y)(x^2 - xy + y^2)$
一次式から$y=$にして他の式に代入する。

(2) 2つの式ともに両辺を常用対数にとる。
2つの式の和をとって，$y=$にし，どちらかの式に代入する。

〔解答のプロセス〕

(1) 上の式より　$y = -x + 5$　……①
下の式より　$(x+y)(x^2 - xy + y^2) = 35$
①を代入　$5\{x^2 - x(-x+5) + (-x+5)^2\} = 35$
$3x^2 - 15x + 25 = 7$ より　$3x^2 - 15x + 18 = 0$
$3(x-2)(x-3) = 0$　　∴　$x = 2, 3$
$x = 2$ のとき，$y = -2 + 5 = 3$
$x = 3$ のとき，$y = -3 + 5 = 2$
従って，$(x, y) = (2, 3)$, $(3, 2)$

(2) 両式の両辺を常用対数にとる。
$x\log_{10}2 = y\log_{10}5$, $(x-1)\log_{10}5 = (y-1)\log_{10}2$
両式の辺々を加えると
$\quad x\log_{10}2 + x\log_{10}5 - \log_{10}5$
$= y\log_{10}5 + y\log_{10}2 - \log_{10}2$
$(\log_{10}2 + \log_{10}5 = \log_{10}2 \cdot 5 = \log_{10}10 = 1$ より$)$
$x - \log_{10}5 = y - \log_{10}2$
$y = x - \log_{10}5 + \log_{10}2$
$x\log_{10}2 = (x - \log_{10}5 + \log_{10}2)\log_{10}5$
$x(\log_{10}2 - \log_{10}5) = \log_{10}5(\log_{10}2 - \log_{10}5)$
$\log_{10}2 - \log_{10}5 \neq 0$ より　$x = \log_{10}5$
$y = \log_{10}5 - \log_{10}5 + \log_{10}2 = \log_{10}2$

物 理

解答　27年度

I

〔解答〕
(1) $\sqrt{2gR(1-\cos\theta)}$　(2) $mg\cos\theta$
(3) $mg(3\cos\theta-2)$　(4) $\dfrac{2}{3}$
(5) $\sqrt{\dfrac{2gR}{3}}$

〔出題者が求めたポイント〕
鉛直面内の円運動

〔解答のプロセス〕
(1) 点Pでの小球の速さをvとすると，力学的エネルギー保存則より
$$mgR = mgR\cos\theta + \dfrac{1}{2}mv^2$$
$$\therefore\ v=\sqrt{2gR(1-\cos\theta)}\ [\text{m/s}]\quad\cdots\text{(答)}$$

(2) 重力の向心方向の成分は $mg\cos\theta$〔N〕　…(答)

(3) 小球が面に及ぼす力の大きさは，小球が受ける垂直抗力の大きさNに等しい。点Pにおける向心方向の運動方程式は
$$m\dfrac{v^2}{R} = mg\cos\theta - N$$
$$\therefore\ N = mg\cos\theta - m\dfrac{v^2}{R}$$
$$= mg(3\cos\theta-2)\ [\text{N}]\quad\cdots\text{(答)}$$

(4) 垂直抗力が0となる点で，小球は面からはなれるから，(3)の結果で$N=0$となる角度がθ_0である。
$$\therefore\ 3\cos\theta_0 - 2 = 0\quad\therefore\ \cos\theta_0 = \dfrac{2}{3}\quad\cdots\text{(答)}$$

(5) (1)の速さの式に$\cos\theta_0$の値を代入して
$$v = \sqrt{2gR\left(1-\dfrac{2}{3}\right)} = \sqrt{\dfrac{2gR}{3}}\ [\text{m/s}]\quad\cdots\text{(答)}$$

II

〔解答〕
(1) $\dfrac{3}{2}(p_2-p_1)V_1$　(2) $\dfrac{p_2}{p_1}V_1$　(3) $(p_1-p_2)V_1$
(4) $\dfrac{5}{2}(p_1-p_2)V_1$　(5) $p_1 > p_3$

〔出題者が求めたポイント〕
気体の状態変化，熱力学第1法則

〔解答のプロセス〕
(1) 状態A，Bの温度をT_1，T_2とすると，状態方程式は
A：$p_1V_1 = nRT_1$
B：$p_2V_1 = nRT_2$
よって，A→Bでの内部エネルギー変化ΔU_{AB}は
$$\Delta U_{AB} = \dfrac{3}{2}nR(T_2-T_1) = \dfrac{3}{2}(p_2-p_1)V_1\ [\text{J}]$$
…(答)

(2) 過程B→Cは等温変化であるから，Cの体積をV_2とすると，ボイルの法則より
$$p_2V_1 = p_1V_2\quad\therefore\ V_2 = \dfrac{p_2}{p_1}V_1\ [\text{m}^3]\quad\cdots\text{(答)}$$

(3) 過程C→Aは定圧変化であるから，気体がした仕事W_{CA}は
$$W_{CA} = p_1(V_1-V_2) = (p_1-p_2)V_1\ [\text{J}]\quad\cdots\text{(答)}$$

(4) C→Aでの内部エネルギー変化ΔU_{CA}は
$$\Delta U_{CA} = \dfrac{3}{2}nR(T_1-T_2) = \dfrac{3}{2}(p_1-p_2)V_1$$
熱力学第1法則より，気体に加えた熱量Q_{CA}は
$$Q_{CA} = \Delta U_{CA} + W_{CA} = \dfrac{5}{2}(p_1-p_2)V_1\ [\text{J}]\quad\cdots\text{(答)}$$

(5) 状態Bから断熱膨張させて(2)と同じ体積となった状態をDとする。このとき，内部エネルギー変化をΔU_{BD}，気体が外部にした仕事をW_{BD}とすると，熱力学第1法則より
$$\Delta U_{BD} + W_{BD} = 0\quad\therefore\ \Delta U_{BD} = -W_{BD}$$
よって，気体が膨張するとき$\Delta U_{BD}<0$となり，温度は下がる。一方，状態方程式より，同体積では圧力は温度に比例するから，$p_1 > p_3$　…(答)

III

〔解答〕
(1) 1.5 Ω　(2) 1.5A　(3) 0.20 Ω　(4) 25 J

〔出題者が求めたポイント〕
直流回路，キルヒホッフの法則，ジュール熱

〔解答のプロセス〕
(1)

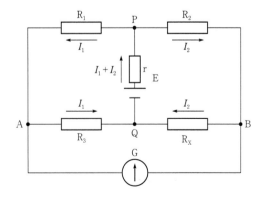

検流計Gに電流が流れないとき，上図のA，Bは等電位であるから，R_1とR_3を流れる電流をI_1，R_2とR_Xを流れる電流をI_2とおくと
$$R_1I_1 = R_2I_2,\ R_3I_1 = R_XI_2$$
$$\therefore\ \dfrac{R_1}{R_3} = \dfrac{R_2}{R_X}$$

$$\therefore \quad R_X = \frac{R_2 R_3}{R_1} = \frac{3.0 \times 1.0}{2.0} = 1.5 \, [\Omega] \quad \cdots (\text{答})$$

(2) $I_2 = 1.0 \, \text{A}$ より,

$$I_1 = \frac{R_2}{R_1} I_2 = \frac{3.0}{2.0} \times 1.0 = 1.5 \, [\text{A}] \quad \cdots (\text{答})$$

(3) 図の Q→P→A→Q の閉回路において, キルヒホッフの法則より

$$E = r(I_1 + I_2) + R_1 I_1 + R_3 I_1$$
$$5.0 = 2.5r + 3.0 + 1.5$$
$$\therefore \quad r = 0.20 \, [\Omega] \quad \cdots (\text{答})$$

(4) 回路全体を流れる電流は $I_1 + I_2$ であるから, 回路全体の消費電力 P は

$$P = E(I_1 + I_2) = 5.0 \times 2.5 = 12.5 \, [\text{W}]$$

よって, 2.0 s 間に発生するジュール熱の総量 Q は

$$Q = Pt = 12.5 \times 2.0 = 25 \, [\text{J}] \quad \cdots (\text{答})$$

化 学

解答

27年度

Ⅰ

〔解答〕

問1. ア 塩化物　イ Agcl　ウ Ag_2CrO_4

問2. $2.0 \times 10^{-7}\,mol/L$

問3. $1.0 \times 10^{-4}\,mol/L$

〔出題者が求めたポイント〕

・溶解度積

〔解答のプロセス〕

各イオンの濃度の積が，その塩の溶解度積 K_{sp} より大きくなると沈殿が生成する。

$[M^{2+}][S^{2-}] > K_{sp}$

各イオンの濃度の積が，その塩の溶解度積 K_{sp} 以下なら沈殿は生成しない。

$[M^{2+}][S^{2-}] \leqq K_{sp}$

問1. NaCl 水溶液と $K_2C_rO_4$ 水溶液に $AgNO_3$ 水溶液を加えてゆくと，まず AgCl の白色沈殿ができ始める。さらに $AgNO_3$ 水溶液を加えると AgCl の沈殿が終了した後に $K_2C_rO_4$ の赤褐色沈殿が生成。

問2. AgCl が沈殿しているときは

$K_{sp} = [Ag^+][Cl^-] = 1.8 \times 10^{-10}\,(mol/L)^2$

が成立。$[Cl^-] = 9.0 \times 10^{-4}\,(mol/L)$ なので

$[Ag^+] = \dfrac{1.8 \times 10^{-10}}{9.0 \times 10^{-4}} = 2.0 \times 10^{-7}\,mol/L$ …(答)

問3. $Ag_2C_rO_4$ が沈殿し始めたときは

$K_{sp} = [Ag^+]^2[C_rO_4^{2-}] = 9.0 \times 10^{-12}\,(mol/L)^3$

が成立。$[C_rO_4^{2-}] = 9.0 \times 10^{-4}\,(mol/L)$ なので

$[Ag^+] = \sqrt{\dfrac{9.0 \times 10^{-12}}{9.0 \times 10^{-4}}} = 1.0 \times 10^{-4}\,mol/L$ …(答)

Ⅱ

〔解答〕

問1. ア 脂肪　イ グリセリン　ウ けん化

エ ミセル　オ 塩析

問2. 13.7 g

問3. 13.4 L

問4. 変化　白濁する

理由　水に不溶な沈殿物が生じるため。

現象名　チンダル現象

理由　コロイド粒子によって光が散乱されるため。

〔ポイント〕

・油脂　・コロイド

〔解答のプロセス〕

問2. まず油脂の分子量を計算。油脂の分子量を M とおくと，

油脂 $+ 3H_2O \longrightarrow 3\,C_{17}H_{31}COOH + C_3H_8O_3$

M　　3×18　　　3×280　　92

質量保存の法則より

$M = 3 \times 280 + 92 - 3 \times 18$

$= 878$

油脂のけん化(塩基による加水分解)は，

$$
\begin{array}{l}
CH_2\text{-}O\text{-}CO\text{-}C_{17}H_{31} \\
| \\
CH\text{-}O\text{-}CO\text{-}C_{17}H_{31} + 3NaOH \\
| \\
CH_2\text{-}O\text{-}CO\text{-}C_{17}H_{31}
\end{array}
\rightarrow
\begin{array}{l}
CH_2\text{-}OH \\
| \\
CH\text{-}OH + 3C_{17}H_{31}COONa \\
| \\
CH_2\text{-}OH\quad セッケン
\end{array}
$$

油脂　　　　　　　グリセリン

反応式より油脂 1 mol と NaOH 3 mol が反応するから，求める NaOH の質量は

$\dfrac{100}{878} \times 3 = \dfrac{x}{40}$　　$x = 13.7$ g …(答)

問3. C＝C 1 mol に対して H_2 1 mol が付加する。

リノール酸 1 分子に 2 個の C＝C があるため付加できる H_2 の物質量は

$\dfrac{84}{280} \times 2 = 0.6$ mol

標準状態での体積は

$0.6 \times 22.4 \doteqdot 13.4$ L …(答)

問4. セッケン水は弱塩基性で Ca^{2+} や Mg^{2+} との塩が水に難溶である。

$(R\ COO)_2Ca \downarrow$, $(R\ COO)_2Mg \downarrow$

問5. チンダル現象はコロイド溶液の性質の 1 つである。

Ⅲ

〔解答〕

問1. ア 10　イ 4　ホールピペット

ウ 2　メスフラスコ　エ 3　コニカルビーカー

オ 6　ビュレット

問2. メスフラスコ　コニカルビーカー

理由　純水でぬれていても溶質の物質量は変わらないため。

問3. ④

問4. 40 mL

問5. $2.5 \times 10^{-2}\,mol/L$

〔出題者が求めたポイント〕

・中和滴定

〔解答のプロセス〕

問1. $200 \div 20 = 10$ mL …(答)

問2. 中和滴定の器具と使用法

器具名	使用法
・ホールピペット ・ビュレット	共洗い(あらかじめ使用する溶液でゆすぐ)
・メスフラスコ ・コニカルビーカー （三角フラスコ）	水洗い(蒸留水でぬれたまま使用)

問3. 弱酸を強塩基で滴定するから中和点は弱塩基性である。そのために塩基性側に変色域をもつ指示薬フェノールフタレインを用いる必要がある。

愛知学院大学（歯）27年度　（37）

指示薬	変色域
フェノールフタレイン	（無）8 〜 10（赤）
メチルオレンジ	（赤）3 〜 4（黄）
メチルレッド	（赤）4 〜 6（黄）

問 4.　0.040 mol/L シュウ酸水溶液 500 mL に含まれる
　　　シュウ酸 $H_2C_2O_4$(90) の質量は，

　　　$0.040 \times 0.500 \times 90 = 1.8\,g$

　　　0.50 mol/L シュウ酸水溶液 VmL が必要とすると，そ
　　　の中に含まれるシュウ酸の質量が等しいので

　　　$0.50 \times \dfrac{V}{1000} \times 90 = 1.8$　　$V = 40\,mL$　…（答）

問 5.　中和の公式
　　　（酸の価数）×（酸のモル）＝（塩基の価数）×（塩基の
　　　モル）より

　　　NaOH 水溶液のモル濃度を $x$mol/L とおくと，

　　　$\underbrace{2 \times 0.20 \times \dfrac{1}{20}}_{20倍希釈} \times \dfrac{10}{1000} = 1 \times x \times \dfrac{8}{1000}$

　　　$x = 2.5 \times 10^{-2}\,mol/L$　…（答）

Ⅳ
〔解答〕

問 1.　酸化剤　$H_2O_2 + 2H^+ + 2e^- \longrightarrow 2H_2O$
　　　還元剤　$2I^- \longrightarrow I_2 + 2e^-$

問 2.　$1.0 \times 10^{-3}\,mol$

問 3.　$5.0 \times 10^{-2}\,mol$

〔出題者が求めたポイント〕

・酸化還元

〔解答のプロセス〕

問 1.　酸化剤は H_2O_2，還元剤は KI である。
　　　$H_2O_2 + 2H^+ + 2e^- \longrightarrow 2H_2O$　…①
　　　$2I^- \longrightarrow I_2 + 2e^-$　…②

問 2.
　　　$I_2 + 2Na_2S_2O_3 + 2NaI + Na_2S_4O_6$ より
　　　I_2 1 mol と $Na_2S_2O_3$ 2 mol が反応するので
　　　求める I_2 のモルを x mol とすると

　　　$x \times 2 = 0.1 \times \dfrac{20}{1000}$　$x = 1.0 \times 10^{-3}\,mol$　…（答）

問 3.　問 1 の①式＋②式より e^- を消去して
　　　$2I^- + H_2O_2 + 2H^+ \longrightarrow I_2 + 2H_2O$
　　　H_2O_2 1 mol から I_2 1 mol が生じるので
　　　H_2O_2 は $1.0 \times 10^{-3}\,mol$ とわかる。
　　　溶液 A のモル濃度は

　　　$\dfrac{1.0 \times 10^{-3}\,mol}{0.020\,L} = 5.0 \times 10^{-2}\,mol/L$　…（答）

問 4.

① H_2O_2 は O と O の結合では電子対のかたよりがない
　ため，O は -1。

② KI では K の酸化数が $+1$ なので I は -1。

③ O の酸化数は -2，多原子イオンの酸化数の合計は 3
　のイオン価数なので S の酸化数を x とおくと

　　　$x - 8 = -2$　$x = +6$

④ 単体の酸化数は 0 なので I は 0。

生 物

解答

27年度

I

〔解答〕

問1　核(c)　　ミトコンドリア(e)　　葉緑体(h)
　　　細胞壁(g)　　リボソーム(j)

問2　(ア)⑥　　(イ)④　　(ウ)②　　(エ)⑥
　　　(オ)①　　(カ)③　　(キ)⑥　　(ク)④

〔出題者が求めたポイント〕

問1　細胞小器官などの働きを問う基本的な問いである。

問2　①～④は核があることより真核生物であり，(イ)(ウ)(オ)(カ)(ク)が候補になる。⑤～⑧は核がないことより原核生物と考えられるが，⑤⑦のような細胞構造を持つ生物はいない。ミトコンドリアと葉緑体は，原始的な真核生物に原核生物が共生したことにより生じた細胞小器官である。真菌(カビ・酵母菌，キノコの仲間)の細胞と動物細胞との違いは，細胞壁の有無である。

II

〔解答〕

問1　100 mg

問2　(イ)インスリン
　　　(ロ)ランゲルハンス島 B 細胞

問3　(イ)グルカゴン　　(ロ)ランゲルハンス島 A 細胞

問4　(イ)アドレナリン　　(ロ)副腎髄質　　問5　(b)

問6　(イ)自律神経系　　(ロ)副交感神経

問7　(a)×　　(b)○　　(c)×　　(d)○　　(e)×

〔出題者が求めたポイント〕

問1　血糖量は，0.1% であるので，100 mL の血中に100 mg のグルコースが含まれる。

問2, 3　血糖量の増加に伴いホルモン量が増加するホルモン A は，血糖量の減少に働く。逆に血糖量の増加に伴いホルモン量が減少するホルモン B は，血糖量の増加に働くと考えられる。

問4　血糖量の増加に働くホルモンは，グルカゴンの他に，副腎髄質から分泌されるアドレナリン，副腎皮質から分泌される糖質コルチコイド，脳下垂体前葉から分泌される成長ホルモンなどが知られる。

問5　図4は糖尿病の患者の血糖量変化を示したものである。糖尿病には I 型と II 型がある。I 型はランゲルハンス島 B 細胞が破壊され，インスリンの分泌がないか，もしくは少ない。II 型は何らかの原因でインスリンの分泌量が減少したり，標的細胞のインスリン感受性が低下することによる。

問7　(a)は膝蓋腱反射である。これは脊髄反射の1つであり，運動神経(体性神経系)による。
　　(c)は明順応であり，桿体細胞の光に対する感受性の変化による。桿体細胞が受容した情報は感覚神経により脳に伝えられる。

(e)延髄反射であり，運動神経による。

III

〔解答〕

問1　イ(e)　　ロ(f)　　ハ(g)　　ニ(c)　　ホ(d)

問2　(1)D　　(2)C　　(3)A　　(4)C

問3　(1)B　　(2)B　　(3)D　　(4)E　　(5)D(E)

問4　(d)　　問5　等黄卵

問6　3回目までの卵割は，等割で全割し，大きさの等しい割球が生じる。

問7　減数分裂の第二分裂中期の時に受精が起こる。

〔出題者が求めたポイント〕

問1, 2　A は卵原細胞であり，体細胞分裂により数を増やす。増殖した卵原細胞は，卵黄を蓄えて一次卵母細胞(B)になり減数分裂に入る。減数分裂は二回の分裂が連続して起きるため，DNA 量(相対値)が 4(B：一次卵母細胞)⟶ 2(C：二次卵母細胞及び第一極体)⟶ 1(D：卵細胞)と変化する。

問3　(1)卵黄の蓄積は，一次卵母細胞の時に見られる。
　　　(2)遺伝子の組み換えは，相同染色体が対合した二価染色体が対合面から分離する第一分裂の後期に起こる。
　　　(3)透明層は，精子が卵細胞の細胞膜に達することで起こる表層反応により形成される。この時，精核はまだ卵内部へ送り込まれていないので，D の時期と考える。
　　　(4)精核と卵核の融合が起こるということは，卵細胞の中に 2 つの核があるので，細胞 1 個当たりの DNA 量が 2 に戻る E の時期である。
　　　(5)受精膜の形成が始まるのは，透明層の形成と同じ D の時期である。ただし，受精膜の形成を，膜が完全に卵全体を覆った時期と考えれば，E の時期となる。

問4　図の受精卵(E)から F の形成まで 4 回の DNA の複製が見られることから，4 回卵割が起きていることが分かる。よって F は 16 細胞期の胚になる。

問5, 6　ウニは卵黄が少なく，卵全体に均一に分布する等黄卵である。8 細胞期までは，ほぼ同じ大きさの割球が生じる等割が見られる。

問7　ヒトの場合，二次卵母細胞が減数分裂の第二分裂中期で休止した状態で排卵される。休止した二次卵母細胞は，精子の侵入で分裂を再開する。これに対して，ウニの場合は，減数分裂が終わり成熟した卵細胞となってから受精が起こる。

IV

〔解答〕

問1　(ア)セントラルドグマ(中心教義)

　　　(イ)⟳ DNA ⟶ mRNA ⟶ タンパク質

問2　転写　　問3　四次構造
問4　（ア）水素　　（イ）還元型　　問5　解糖
問6　（ア）ATP　　（イ）2分子
問7　LDH1とLDH2の量が増える。

〔出題者が求めたポイント〕
問1　遺伝子の情報とは，タンパク質のアミノ酸配列である。遺伝子DNAの塩基配列を基に，タンパク質が作られるためには，まずDNAの塩基配列がmRNAの塩基配列に写し取られる必要がある。この過程を転写という。次に，mRNAの塩基配列に従ってアミノ酸が繋げられてタンパク質が合成される。この過程を翻訳という。この流れは，すべての生物に共通する過程であり，セントラルドグマ(中心教義)と言われる。

問3　タンパク質は固有の立体構造をとる。タンパク質には，1本のペプチド鎖からなるもの，複数のペプチド鎖からなるものがある。ペプチド鎖はS-S結合や疎水結合により折りたたまれた三次構造をとる。複数のペプチド鎖からなる構造を四次構造という。

問4　酵素には，酵素が働くために，タンパク質のほかに補因子と呼ばれる非タンパク質が必要なものがある。非タンパク質の1つとして補酵素がある。乳酸脱水素酵素の補酵素はNADであり，脱水素したH^+を結合し還元される。ピルビン酸から乳酸への反応では，NADHのH^+がピルビン酸の還元に使われる。

問5　筋肉中では，乳酸発酵と同じ反応過程が見られ，解糖と呼ばれる。これに対して，解糖系と呼ばれる反応は，グルコースからピルビン酸までの呼吸過程である。

問6　文章中の嫌気呼吸とは，解糖のことである。解糖ではブドウ糖1分子がピルビン酸2分子に分解される過程で，4分子のATPの合成と2分子のATPの分解が見られるため，ATPの純生産量は2分子となる。

問7　本文中に心臓に含まれるアイソザイムの種類は，LDH1とLDH2であると記される。細胞が壊れることで，酵素が血中に漏れ出すので，心筋が壊死する心筋梗塞が起これば，この2つのアイソザイムの血中濃度が増加することになる。

平成26年度

問 題 と 解 答

平成26年度

英 語

問題

前期試験

I

▶次の英文の（　　　）内に入れるのにもっとも適当なものをa〜dの中から1つ選びなさい。（1〜15）

(1) On Thursday we (　　　) a long discussion about the proposal.

    a．had

    b．put

    c．talked

    d．took

(2) The pound is a common weight in English-(　　　) countries.

    a．speak

    b．speaking

    c．spoke

    d．spoken

(3) (　　　) to the left, you will find the university buildings.

    a．To turn

    b．Turned

    c．Turning

    d．Turns

(4) What puzzled us most was that not a (　　　) ship had passed for days.

    a．double

    b．few

    c．later

    d．single

(5) When we came in, we realized that they (   ).

　　a．arrive

　　b．had already arrived

　　c．have already arrived

　　d．will arrive

(6) (   ) it was very late, many members of the staff went on working.

　　a．Despite

　　b．During

　　c．If

　　d．Though

(7) He presented another view, (   ) itself was also true.

　　a．where

　　b．which

　　c．who

　　d．whose

(8) I found (   ) especially difficult to climb to the top on that day.

　　a．how

　　b．it

　　c．me

　　d．why

(9) As (   ) as I know, there has never been a system crash.

　　a．far

　　b．long

　　c．many

　　d．much

(10) Never (   ) till tomorrow what you can do today.

a．put away

b．put off

c．put on

d．put up with

(11) The new television has many good features, but the (   ) is very high.

a．money

b．price

c．sale

d．volume

(12) The store is just (   ) from the post office.

a．across

b．cross

c．near

d．next

(13) Traffic lights must be clearly (   ) to drivers going in either direction.

a．view

b．visible

c．vision

d．visual

(14) The city bus service was (   ) because of the traffic accident.

a．succeeded

b．supported

c．surprised

d．suspended

(15) That is (   ) we are the best private university in this area.

    a．when

    b．where

    c．which

    d．why

II 次の会話文を読んで設問に答えなさい。

Nancy：Excuse me. Do you have the time?

Victor：Uh, sure. Let me take a look. It's already ten.

Nancy：Thanks. I'm sorry to bother you, but my （ 1 ） seems to have stopped.

Victor：No problem.

Nancy：I'm always a little nervous about the time when I have to fly somewhere.

Victor：I understand. You wouldn't want to miss your flight.

Nancy：No, that's for sure. I'm flying to Las Vegas to see a friend and I'm really excited.

Victor：Yeah, Las Vegas is quite the place.

Nancy：Have you been there before?

Victor：Actually, I live there.

Nancy：You're kidding! Have you lived there long?

Victor：About five and a half years now.

Nancy：Wow, then you must know the city pretty well.

Victor：Well, I'm away on business a lot, but when I'm home, I go out a lot.

Nancy：<u>I'm just the opposite.</u>
      (2)
Victor：And where do you call home?

Nancy：I live in Vancouver, but I'm originally from Salt Spring Island. I bet you've never heard of it.

Victor：As a matter of fact, I was <u>there</u> on a sailing trip last summer.
                                (3)
Nancy：Really? That's interesting.

Victor：It's a beautiful place.

Nancy：One of the best. Wow, it's a small world!

Victor：So how long are you staying in Las Vegas?

Nancy：Just a week. Unfortunately, that's all the time I could get off from work.

Victor：By the way, my name's Victor.　Here's my card with my cell phone
　　　　number and e-mail.

Nancy：I'm Nancy.

Victor：Nice to meet you, Nancy.

Nancy：Nice to meet you, too.

Victor：I'll be back in Las Vegas in three days.　Maybe we can get together
　　　　for a night out.

Nancy：<u>That's a deal.</u>　Hey, I'd better get going.
　　　　　(4)

Victor：Yeah, you don't want to miss that plane.

Nancy：It was great talking to you, Victor.

Victor：Me, too.

Nancy：And thanks for your card.

Victor：My pleasure.　Well, relax, have a good flight, and enjoy your stay in
　　　　Las Vegas.

Nancy：(　5　) Bye-bye.

Victor：See ya!

　　　(notes)　Las Vegas　ラスベガス　　　Vancouver　バンクーバー
　　　　　　　Salt Spring Island　ソルト・スプリング島

問 1　空所(　1　)に入れるのにもっとも適当なものをa～dの中から1つ選び
　　なさい。

　　a．cell phone

　　b．plane

　　c．ship

　　d．watch

問 2　下線部(2)の意味としてもっとも適当なものを a～d の中から 1 つ選びなさい。

   a．私とよく似ていますね。

   b．私はあまり外出しません。

   c．私は賛成しかねます。

   d．私はよく知っています。

問 3　下線部(3)が指すものとしてもっとも適当なものを a～d の中から 1 つ選びなさい。

   a．Las Vegas

   b．New York

   c．Salt Spring Island

   d．Vancouver

問 4　下線部(4)の意味にもっとも近いものを a～d の中から 1 つ選びなさい。

   a．Definitely not.

   b．I'll take it.

   c．You can count on it.

   d．You may go now.

問 5　空所（　5　）に入れるのにもっとも適当なものを a～d の中から 1 つ選びなさい。

   a．I did.

   b．I didn't.

   c．I will.

   d．I won't.

問 6 本文のタイトルとしてもっとも適当なものを a ～ d の中から 1 つ選びなさい。

a．Kidding

b．Sailing Trip

c．Small World

d．Time Difference

愛知学院大学（歯）26年度 （9）

Ⅲ 次の英文を読んで設問に答えなさい。

If asked to define a desert, perhaps you would say it is a place where it is hard to find water, and it is so hot you can't walk without shoes on because your feet would get burnt. You would be right about the lack of water but wrong about the temperature. A desert is simply any （ 1 ） that gets an average rainfall of less than 250 millimeters each year. That is less than one millimeter per day. How dried out would you be if you had such a small amount of water to drink in a day?

Temperature does not define （ 2 ） a desert is. Deserts can be hot, like the Sahara in Africa, or cold, like the Atacama in South America. It might surprise you to learn that hot deserts are not necessarily the driest places on Earth. That honor goes to the Atacama, which receives an average rainfall of just one millimeter per year. In some places in the Atacama, it has not rained for over 400 years! The Sahara, by contrast, receives between 20 and 100 millimeters each year. This is between twenty and one hundred times more rainfall than the Atacama gets!

The Sahara is the hottest place on Earth. The temperature there once reached 58 degrees Celsius, which is the highest temperature ever recorded on Earth. This is almost hot enough to actually fry an egg on the road. The temperature would only have to go up another seven degrees for that to be
₍₃₎
possible. How long could you stand in one place if you took your shoes off at that temperature? You would probably be skipping desperately around to keep your feet cool. The high temperature in the Atacama, on the other hand, only gets to about 24 degrees, a temperature most of us would find perfectly enjoyable.

(notes)　millimeter　ミリメートル　　the Sahara　サハラ砂漠
　　　　the Atacama　アタカマ砂漠　　Celsius　（温度計で）セ氏

問 1 空所（ 1 ）に入れるのにもっとも適当なものを a ～ d の中から１つ選び
なさい。
　　a．place
　　b．rain
　　c．temperature
　　d．water

問 2 空所（ 2 ）に入れるのにもっとも適当なものを a ～ d の中から１つ選び
なさい。
　　a．how
　　b．what
　　c．where
　　d．why

問 3 下線部(3)の内容としてもっとも適当なものを a ～ d の中から１つ選びなさ
い。
　　a．足をやけどする
　　b．砂漠に突然雨が降る
　　c．素足で歩く
　　d．目玉焼きをつくる

問 4 地球上でもっとも乾燥していると思われる場所はどこにありますか。もっ
とも適当なものを a ～ d の中から１つ選びなさい。
　　a．Africa
　　b．Asia
　　c．North America
　　d．South America

問 5　アタカマ砂漠の最高気温はおよそセ氏何度ですか。もっとも適当なものを
a～dの中から1つ選びなさい。

a．20度

b．24度

c．58度

d．65度

問 6　本文の内容と一致するものをa～dの中から1つ選びなさい。

a．Both the Sahara and the Atacama have hot but wet summers.

b．The amount of rainfall in the Sahara is enough for rice to grow.

c．The highest temperature in some deserts is almost hot enough to cook food.

d．The lowest temperature in deserts is actually quite hot.

Ⅳ

(A) 次の日本文を英文に直しなさい。

(1) 若い時は旅行が好きだったが，今は家にいるのが好きです。

(2) いつどこに車を返せばよいですか。

(B) 次の日本文の意味になるように，それぞれの英文の（　　　）内に適当な1語を入れなさい。

(1) わが社は世界市場の大きな需要に応じるために新しい生産方式を採用しました。

We have adopted a new production system to （　イ　） the heavy demand of the world market.

(2) 先日読んだエッセイは役にたった。

The essay I read the other day was very （　ロ　） for me.

(3) 彼は10年ぶりに故郷に戻った。

He went back home for the （　ハ　） time in ten years.

(4) シーフード料理は何がありますか。

What seafood dishes do you （　ニ　）?

(5) お名前が聞き取れませんでした。もう1度言ってください。

I couldn't （　ホ　） your name. Would you repeat it, please?

数　学

問題

前期試験

26年度

---

1 次を計算しなさい。

(1) $\left(\dfrac{-1 + \sqrt{3}\, i}{2} \right)^3 = \boxed{\text{ア}}$ である。

(2) $\log_3 \sqrt{6} - \dfrac{1}{2} \log_3 \dfrac{1}{5} - \dfrac{3}{2} \log_3 \sqrt[3]{30} = \boxed{\text{イ}}$ である。

(3) $x = \dfrac{\sqrt{5} + \sqrt{3}}{2}$, $y = \dfrac{\sqrt{5} - \sqrt{3}}{2}$ のとき $x^4 - y^4 = \boxed{\text{ウ}}$ である。

2 次の不等式を解きなさい。

$$\left| |x| - |x+1| \right| < \dfrac{1}{2}$$

3 2人の力士ＡとＢが何回も相撲をとって先に3勝した方が優勝とする。ただし力士Ａが勝つ確率は今までの結果から $\dfrac{2}{3}$ とする。このとき力士Ａが優勝する確率を求めなさい。ここで引き分けはないとする。

4 放物線 $y = x^2 - x - 2$ と直線 $y = ax$ に囲まれた図形の面積の最小値を求めなさい。

物理

問題　26年度

前期試験

I　図1のように，h [m] の高低差がある水平面AB と CD があり，これらが斜面によってなめらかにつながっている。AB 上には質量 m [kg] の小球Pが，CD 上には質量 $4m$ [kg] の小球Qがそれぞれ置かれている。Pを初速度の大きさ v_0 [m·s^{-1}] で右向きにすべらせたところ，Pは斜面に沿って上がり，Qに衝突した。PとQの間の反発係数を e とし，重力加速度の大きさを g [m·s^{-2}] として，つぎのおのおのに答えなさい。ただし，小球と面との間の摩擦は無視する。

(1)　BにおけるPの運動エネルギー。

(2)　衝突直前のPの速さ。

(3)　衝突直後のPの速さ。

(4)　衝突したときにPが静止する条件。

(5)　(4)の条件が成りたつとき，衝突直後のQの速さ。

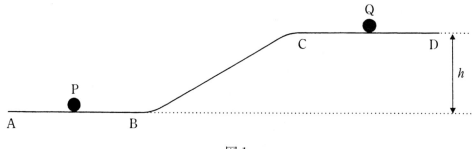

図1

Ⅱ 図2のように，質量5.0 kg，断面積 4.9×10^{-3} m² のなめらかに動くピストンで片側の閉じたシリンダー内に単原子分子理想気体を封入したところ，ピストンはシリンダーの底から0.20 mの位置で静止した。このとき，大気圧は 1.0×10^5 Pa，シリンダー内の気体の温度は300 Kであった。この状態から，シリンダー内のヒーターに電流を流して気体をゆっくり加熱したところ，シリンダー内の気体の温度は400 Kになった。重力加速度の大きさを 9.8 m·s⁻² として，封入した気体について，つぎのおのおのに答えなさい。ただし，ヒーターの体積を無視し，気体とシリンダー，ピストンとの熱のやりとりはないものとする。

(1) ピストンが静止しているときの圧力。
(2) 加熱によって，増加した体積。
(3) 加熱によって，気体がした仕事。
(4) 加熱によって，気体に加えられた熱量。

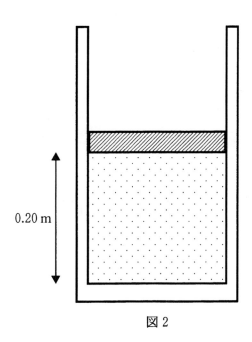

図2

Ⅲ 真空中で，電荷の大きさ e [C]，質量 m [kg] の電子を，電極間の電位差 V [V] で加速してから，磁束密度 B [Wb·m^{-2}] の一様な磁場に，磁場と垂直に入射させた。電極で加速するまでは電子は静止しており，磁場中での電子の円運動の半径は r [m] であったとして，つぎのおのおのに答えなさい。

(1) 磁場中での電子の運動エネルギー。
(2) 磁場中で電子が受けるローレンツ力の大きさ（B を用いなさい）。
(3) 磁場中で電子が受ける向心力の大きさ（r を用いなさい）。
(4) $\dfrac{e}{m}$（電子の比電荷）の値。
(5) 電子が磁場に入ってから半円を描くまでの時間（B を用いなさい）。

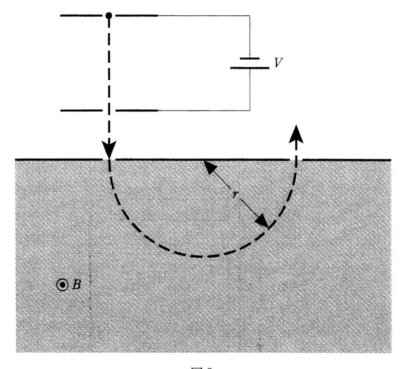

図3

化 学

問 題

26年度

前期試験

問題は I から IV まであります。解答はすべて指定の解答欄に記入しなさい。

計算を必要とする問では，根拠となる計算式も記入しなさい。計算においては，原子量を $H = 1.0$, $O = 16$, $S = 32$, $Cu = 63.5$，ファラデー定数を $9.65 \times 10^4 \, C/mol$ とする。

I 電気分解についての問に答えなさい。

硫酸銅（II）水溶液の電気分解を行った。電極に白金板を用い，$0.500 \, A$ の直流電流を流したところ，一方の電極に銅が $0.127 \, g$ 析出した。

問 1 通電時間は何分何秒ですか。自然数で答えなさい。

問 2 他方の電極で発生した(a)気体の名称，(b)標準状態での体積(mL)を求めなさい。

愛知学院大学（歯）26年度　(19)

Ⅱ　アニリンの性質と反応についての問に答えなさい。

①　アニリンにさらし粉の水溶液を加えると(a：酸化, 還元)されて(ア)色に
　なる。

②　アニリンに水を加えると，アニリンは水と分離して(b：上, 下)層にくるが，
　塩酸を加えると(Ａ)を生じて溶ける。

③　アニリンに無水酢酸を作用させると(イ)化が起こり，アミド結合をもつ
　(Ｂ)を生じる。

④　アニリンの塩酸溶液に亜硝酸ナトリウムを加えると(ウ)化が起こり，
　(Ｃ)が生じる。さらにナトリウムフェノキシド(フェノールを水酸化ナトリ
　ウム水溶液に溶かした溶液)を加えると(Ｄ)を生じる。この反応を(エ)
　という。

問1　(a)，(b)に適する語句を選択肢より選びなさい。

問2　(ア)〜(エ)に適する語句を書きなさい。

問3　(Ａ)〜(Ｄ)に適する物質名を書きなさい。

Ⅲ 文章を読み，問に答えなさい。有効数字 3 桁で答えなさい。

① 98.0 % 濃硫酸の密度は 1.85 g/cm^3 である。

② この濃硫酸から 0.500 mol/L 希硫酸を 100 mL つくった。

③ この希硫酸を用いて濃度不明の水酸化ナトリウム溶液 10.0 mL を中和滴定したら，8.60 mL 必要であった。

問 1 ①より濃硫酸のモル濃度を求めなさい。

問 2 ②の希硫酸をつくるのに必要な濃硫酸は何 mL ですか。

問 3 ③の操作より水酸化ナトリウム溶液のモル濃度を求めなさい。

問 4 ③の操作の中和点では水と（ ア ）が生じる。（ ア ）は電離しているが（ イ ）をしないため，溶液の中和点の pH は（ ウ ）である。
（ ア ）には化学式，（ イ ）には語句，（ ウ ）には数字を書きなさい。

IV 文章を読み，問に答えなさい。

　　弱酸とその（　A　）の混合水溶液では，そこに強酸や強塩基を少量加えても pH は少ししか変化しない。このような働きを（　B　）作用という。

　　酢酸は水溶液中で，①式のような電離平衡になるが，大部分は酢酸（　C　）として存在している。

$$CH_3COOH \rightleftharpoons CH_3COO^- + H^+ \quad \cdots\cdots\cdots①$$

　　一方，酢酸ナトリウムは電離度がほぼ（　D　）とみなしてよい。これらの混合溶液では，酢酸の電離平衡は，①式の（　E　）辺方向に移動しているため，混合液の pH は，酢酸溶液単独のときより（　F　）くなっている。

問 1　（　A　）～（　D　）に適する語句を書きなさい。

問 2　（　E　）には，右または左，の適する語句を書きなさい。

問 3　（　F　）には，高または低，の適する語句を書きなさい。

問 4　混合液に少量の強塩基が加えられたときの反応をイオン式で書きなさい。

問 5　①の電離平衡定数を Ka とし，$[CH_3COOH]$，$[CH_3COO^-]$ を用いて，pH を表す式を書きなさい。

生 物

問題　　26年度

前期試験

I　生物は生活に必要なエネルギーを異化過程で取り出し，アデノシン三リン酸
（ATP）に貯え利用している。エネルギー獲得の効率は生物の種類や生息する環境に
より変化する。酵母菌を使い，次の(イ)，(ロ)の実験を行った。下の問に答えなさい。

(イ)　フラスコにグルコースと培養液を入れ，綿栓をして振とうしながら培養した。

(ロ)　フラスコにグルコースと培養液を入れ，窒素ガスを吹き込み，フラスコ内の空
気を完全に追い出してから，ゴム栓をして振とうしながら培養した。

問 1. 酵母菌を培養するとき，グルコース以外に培養液に入れなければいけないも
のを選び，記号で答えなさい。
(a)　RNA　　　　　　(b)　NaCl　　　　　　(c)　ATP 合成酵素
(d)　リン酸　　　　　(e)　ADP

問 2. (イ)，(ロ)の実験で酵母菌が主としておこなうグルコースの代謝の式を記しなさ
い。

問 3. (イ)，(ロ)の実験で酵母菌が主としておこなう代謝では，グルコース 1 分子当た
り ATP は正味いくつ生成されますか，記しなさい。

問 4. (イ)，(ロ)の実験で，酵母菌が 1 g 増加するにはグルコースの消費量は(A)どちら
の実験が多いか，記号で記しなさい。(B)また，そう考える理由を述べなさい。

問 5. (イ), (ロ)の実験で増殖した酵母菌を電子顕微鏡で観察すると, (イ)では, ある細胞小器官が多く観察されたが, (ロ)ではこの細胞小器官はほとんど見られなかった。(A)この細胞小器官の名称を記しなさい。(B)また, (ロ)でこの器官が観察されなかった理由を述べなさい。

問 6. 生物がおこなう現象でATPのエネルギーを必要とするものをすべて選び, 記号で答えなさい。

(a) カルビン・ベンソン回路

(b) 赤血球でのナトリウムイオンの細胞外への輸送

(c) クエン酸回路

(d) ペプシンによるタンパク質の分解

(e) 細胞内でのタンパク質合成

(f) 肝臓でのグリコーゲンの合成

(g) 亜硝酸菌によるアンモニアの酸化

Ⅱ　被子植物の花の子房の内部には胚珠といわれる小部屋があり，その中に1個の胚のう母細胞がある。胚のう母細胞は複数回の細胞分裂を繰り返し，胚のうが形成される。図は胚のう母細胞から胚のうが形成される過程で，胚のうに含まれるすべての細胞のDNA量の合計を示したものである。

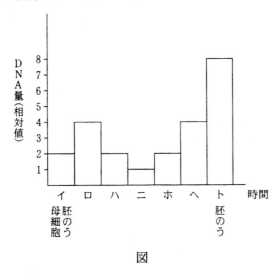

図

問1．図のイからトで減数分裂の過程を示しているのはどれですか，例にならって記号で答えなさい。（例）チ―ヌ

問2．図のイからトのうち，胚のう細胞の時期を示しているのはどれですか，1つ選び，記号で答えなさい。

問3．1個の胚のう母細胞から胚のうが形成されるまで，核分裂は何回起こりますか。

問4．1個の胚のう母細胞から卵細胞は何個形成されますか。

問5．被子植物がおこなう(a)特徴的な受精を何といいますか。(b)その結果できる組織を何といいますか。また，(c)この器官のDNA量はどのようになりますか，図の縦軸のDNA量の相対値で記しなさい。

問 6. 二の時期の細胞はこの植物が生きていくのに必要な一組の遺伝情報をもっている。この一組の遺伝情報を何といいますか。

問 7. 被子植物では花が生殖器官であり，花芽の形成はあるホルモンが関与している。(a)このホルモンの名称を記しなさい。また，(b)このホルモンは植物体のどこで作られますか，器官の名称を記しなさい。

問 8. 被子植物には長日植物と短日植物がある。長日植物，短日植物とはどのような植物ですか，説明しなさい。ただし，日長，限界暗期という語句を使うこと。

問 9. 次の植物から，長日植物と短日植物を1つずつ選び，記号で答えなさい。
　　(a) トマト　　　　(b) ダイコン　　　　(c) ナタネ
　　(d) トウモロコシ　(e) キ　ク

Ⅲ 次の文章を読み，下の問に答えなさい。

　神経細胞で興奮が伝わる速度を測定するため，カエルの後ろ足からふくらはぎの
筋肉を座骨神経のついた状態で取り出して使った。

　まず，座骨神経と筋肉の接合部から 1.8 cm 離れた座骨神経上の点を瞬間的に電
圧 0.1 V で電気刺激してみたが，何も反応が起きなかった。そこで少しずつ電圧を
あげていくと 0.5 V で筋肉が少し収縮した。さらに電圧をあげていくと収縮が大き
くなっていき，1.2 V まであげると収縮はそれ以上強くならなかった。そこで，こ
れ以後の実験では電気刺激は 1.0 V で行うことにした。

問 1．刺激の電圧が 0.5 V より低いとき，筋肉の収縮がおきなかった理由を答えな
　　さい。

問 2．刺激の電圧が 1.2 V より高いとき，筋肉の収縮がそれ以上に強くならなかっ
　　た理由を答えなさい。

問 3．座骨神経と筋肉の接合部から 1.8 cm 離れた点を瞬間的に電気刺激すると
　　3.4 ミリ秒後に筋肉が収縮した。次に神経と筋肉の接合部から 6.3 cm 離れた
　　点に同じ電気刺激を与えると，4.9 ミリ秒後に収縮した。この神経では，興奮
　　の伝わる速度がどれくらいと見積もることができるでしょうか。速度は m/秒
　　の単位で答えなさい。

問 4．興奮が神経の末端に達してから筋肉が収縮するまでに何ミリ秒かかります
　　か。

問 5．この条件で，座骨神経と筋肉の接合部から 4.8 cm 離れた点を電気刺激した
　　時，何ミリ秒後に筋肉が収縮すると考えられますか。

問 6．神経の末端から筋肉に興奮が伝わることを何といいますか。

IV 次の文章を読んで，下の問に答えなさい。

　動物では，神経系が体内や体外の環境の変化を受容して素早い反応を引き起こし，内分泌系が体液の循環を介して比較的ゆっくりとした反応を引き起こす。

　神経系は神経組織から構成され，（　①　）とよばれる神経細胞などが構成単位となっている。通常の神経細胞では細胞内部が−40 mV から−80 mV（外部を 0 とする）となっており，この電位を（　②　）という。刺激があると電位が上昇するが，ある値を超えると細胞の膜電位が急激に上昇して一過的に逆転してすぐに戻る。この電位の変化を（　③　）といい，電位の変化が起こることを興奮という。この変化は軸索の先端まで伝えられる。軸索の先端はごく狭いすき間をあけて次の細胞に向かい合っている。その接合部のことを（　④　）という。電気信号が軸索の末端まで届くと細胞内カルシウム濃度が上がる。すると先端部にたくさんある（　④　）小胞が（　④　）前膜と融合して小胞内に蓄えられていた（　⑥　）が放出される。この分子は次の細胞の膜表面にある受容体に結合することにより興奮を伝える。

　ところが，間脳の一部である（　⑦　）には，ホルモンを分泌する神経分泌細胞が存在する。この細胞は神経細胞の形状をしているが，（　⑦　）にある細胞体でホルモンを合成する。合成されたホルモンは長い軸索の中を輸送され，脳下垂体後葉内の軸索末端に貯蔵される。（　⑦　）には水−電解質バランスの変化を感知する神経細胞が存在し，体液が濃縮されすぎているとこの細胞が判断すると，脳下垂体後葉から（　⑧　）が分泌される。（　⑧　）が血流に乗って腎臓に達すると，水の再吸収促進を引き起こす。これによって血流が希釈されると，（　⑧　）の分泌は止まる。このように，ホルモンの作用（血液の希釈）がホルモンの分泌を止めるという分泌制御のしくみは恒常性維持のための（⑨正・負）の（　⑩　）の一例である。

　このように（　⑦　）は脳下垂体と連絡するとともに，内臓の活動を調節している（　⑪　）の中枢でもある。つまり，体内の恒常性は，神経系と内分泌系の密接な協調により維持されている。

問 1. 文章中の（　　　）に適当な語句を入れなさい。同じ番号の（　　　）には同じ
語句が入ります。また，⑨は正・負のいずれかを選び，○で囲みなさい。

問 2. ⑧の分子の生産が障害されると，どのような症状が現れると考えられます
か。簡単に述べなさい。

問 3. 血糖量の調節に関連する記述として正しいものを，次から一つ選びなさい。
(a) 血糖量が増加すると，副交感神経を介して副腎皮質からアドレナリンが分
泌され，グリコーゲンからグルコースへの分解が促進される。
(b) 血糖量が減少すると，交感神経を介して副腎髄質からアドレナリンが分泌
され，グリコーゲンからのグルコースへの分解が促進される。
(c) 血糖量が増加すると，交感神経を介してすい臓のランゲルハンス島 B（β）
細胞からのインスリン分泌が促進され，グルコースからグリコーゲンが合成
される。
(d) 血糖量が減少すると，副交感神経を介してすい臓のランゲルハンス島 B
（β）細胞からのグルカゴン分泌が促進され，グリコーゲンからグルコースが
合成される。

愛知学院大学（歯）26 年度　(29)

V　自然界における生き物たちの関係について述べた各文を読み，下の問に答えなさい。

(A)　かつてニュージーランドにはネズミがいなかったため，他の地域ではネズミが占めることが多い生活空間・活動時間・食性等を，ニュージーランドでは大型昆虫のウェタが占めてきた。

(B)　植食性のコウノシロハダニと，肉食性のカブリダニを同じ飼育容器に入れ，フタをして置いておくと，まずコウノシロハダニの数が減り始め，遅れてカブリダニの数が減り，最終的にはどちらも滅びてしまった。

(C)　アリグモは，アリとそっくりの姿や動き方などをすることで，天敵から身を守っている。

(D)　フクロモモンガ（有袋類）とモモンガ（真獣類）はどちらも空を滑空することができるが，有袋類と真獣類が共通の祖先から分かれた後に，それぞれが別々にこの能力を獲得したと考えられている。

問 1. (A)〜(D)の各文と最も関連の深い言葉を，選択肢から一つ選び，記号で答えなさい。一つの言葉は一度しか使われません。

〈選択肢〉

(ア)　捕食者　　　(イ)　極　相　　　(ウ)　ニッチ　　　(エ)　収れん（収束進化）

(オ)　遷　移　　　(カ)　競　争　　　(キ)　擬　態　　　(ク)　痕跡器官

問 2. (A)〜(D)の各文に対応した設問(a)〜(d)に答えなさい。

(a)　ウェタやネズミは果実を食べるとき，一緒に種子も飲み込む。これを離れた場所でフンとして排出するので，種子は広い範囲に拡散することになる。このときのウェタやネズミと，果実をつけた植物の種間関係は，次の選択肢のどれと同じ関係にありますか。一つ選び，記号で答えなさい。

〈選択肢〉

(ア)　シマウマとキリン　　　(イ)　アリとアブラムシ　　　(ウ)　ヒメウとカワウ

(エ)　ヒトとサナダムシ　　　(オ)　コバンザメとウミガメ

(b) 自然状態では，コウノシロハダニの増減に対して，少し遅れてカブリダニ
が増減するような変動を周期的に繰り返し，通常はどちらも絶滅しない。こ
こでの飼育状態と自然状態とでは，何がもとでこのような違いが現れるの
か，考えられることを二つあげなさい。

(c) アリの真似をするクモがいるものの，彼らの体のつくりはかなり異なる。
クモとアリの体のつくりについて，以下の文中の（　　）に適する語句や数
字を入れなさい。同じ語句を使用してもよい。
アリ…からだは（　①　）（　②　）（　③　）の３つの部分に分けられ，
　　　（　④　）から，（　⑤　）対の脚が生えている。
クモ…からだは（　⑥　）（　⑦　）の２つの部分に分けられ，（　⑧　）から，
　　　（　⑨　）対の脚が生えている。

(d) かつて世界各地に生息していたと考えられている有袋類は，次第に真獣類
（有胎盤類）に取って代わられ，現在では主にオーストラリアで見られるだけ
になっている。オーストラリアで有袋類が絶滅をまぬがれた大きな要因は何
かを説明しなさい。

英　語

解答　26年度

A方式試験

1　[解答]
1. a　2. b　3. c　4. d　5. b　6. d　7. b　8. b　9. a
10. b　11. b　12. a　13. b　14. d　15. d

[出題者が求めたポイント]
1. have a discussion about 〜 ： 〜を論じる
2. English-speaking countries ： 英語圏の国々
3. Turning to the left, ： 左に曲がると(= If you turn to the left,)
4. not a few ならば、後は ships でなくてはならない。
5. came → realized → had と時制が一致している(had arrived は過去(完了)形)。
6. a, b は前置詞なので論外。遅い「のに」働き続けた、という逆接。
7. another view を受ける非制限用法(叙述用法)の関係詞主格。itself は which と同格。
8. to climb…を受ける形式目的語の it
9. as far as I know ： 私の知る限り(= to the best of my knowledge)
10. put off A till [until] B ： A を B まで延期する。問題文は B が長いので put off till B A の語順になっている。
11. price「価格」には expensive, cheap ではなく、high, low を用いる。
12. (just) across from 〜 ： 〜の真向かいにある
13. A is visible to B ： A が B に見える
14. バス業務が「停止した」(suspend = stop)
15. This is why SV ： こういうわけで S は V する(= Therefore [So] SV)

2　[解答]
問1. d　問2. b　問3. c　問4. c　問5. c　問6. c

[出題者が求めたポイント]
問1. time に関連する語。
問2. go out a lot の「反対」。
問3. 直前に書かれている場所を受ける。
問4. 比喩的に「商談成立」などとも訳す(deal ： 取引)。b の take は accept「を受諾する」の意味。
問5. I will (relax, have a good time…) となる。
問6. It's a small world. ： 世間って狭いですね

[全訳]
ナンシー　：すみません、今何時ですか？
ヴィクター：ああ、はい。ちょっと見てみましょう。もう10時ですね。
ナンシー　：ありがとうございます。お邪魔してすみません。私の(1)時計が止まってしまったようなので。
ヴィクター：いえいえ。
ナンシー　：どこかに飛行機で行かなくてはならない時になると、いつもちょっと時間が気になるんですよ。
ヴィクター：分かります。飛行機に乗り遅れたくないですから。
ナンシー　：ええ、確かに。ラスベガスまで飛行機で行って友達に会うので、とてもワクワクしてるんですよ。
ヴィクター：ええ、ラスベガスは本当にいい場所ですよね。
ナンシー　：以前に行かれたことがあるんですか？
ヴィクター：というより、住んでます。
ナンシー　：うそでしょ！長くお住まいなんですか？
ヴィクター：今でだいたい5年半ですね。
ナンシー　：まあ、じゃあ、ラスベガスのことはとてもよく御存知に違いないですね。
ヴィクター：まあ、仕事でしょっちゅう留守にしますけど、地元にいる時にはよく出掛けますよ。
ナンシー　：(2)私は正反対ですわ。
ヴィクター：それで、あなたの地元はどちらですか？
ナンシー　：バンクーバーに住んでますけど、元々はソルト・スプリング島出身です。聞いたことないと思いますけど。
ヴィクター：実は、去年の夏にセーリングに(3)そっちにいたんですよ。
ナンシー　：本当ですか？気になりますね。
ヴィクター：美しい場所ですよね。
ナンシー　：最高の場所の1つですよ。本当に、世間って狭いですね。
ヴィクター：それでラスベガスにはどのくらい滞在する予定ですか？
ナンシー　：1週間だけです。残念ながら、それしか仕事を休めなかったものですから。
ヴィクター：ところで私はヴィクターと言います。これが名刺です。携帯番号とメールアドレスが載っています。
ナンシー　：私はナンシーです。
ヴィクター：はじめまして、ナンシーさん。
ナンシー　：はじめまして。
ヴィクター：3日後にラスベガスに戻るので、一緒に夜出掛けられるかもしれないですね。
ナンシー　：(4)そうしましょう。あら、もう行った方がいいわね。
ヴィクター：ですね。飛行機に乗り遅れたくないんですもんね。
ナンシー　：お話しできて楽しかったですわ、ヴィクターさん。
ヴィクター：僕もです。

ナンシー　：それから、名刺をありがとうございます。
ヴィクター：いえいえ。では、くつろいで、よいフライトを。それからラスベガス旅行を楽しんで下さい。
ナンシー　：(5)そうしますわ。では。
ヴィクター：またお会いしましょう。

③ [解答]
問1. a　問2. b　問3. d　問4. d　問5. b　問6. c

[出題者が求めたポイント]
問1. 主語のdesertとイコールになる名詞。
問2. what A is：Aとは何か
問3. 前文のto (actually) fry an eggを受ける。
問4. 第2段落第2～4文
問5. 最終段落最終文
問6. cが最終段落第2～3文に合致。aはwet、bはfor rice to grow、dはquite hotが不適。

[全訳]
　砂漠を定義するように求められれば、おそらくあなたはこう言うだろう。砂漠とは、水を見つけるのが難しい場所であり、砂漠は暑すぎて、足が焼けてしまうから靴を履かずには歩けない、と。これは、水が足りないことに関しては正しく、気温に関しては間違いであろう。砂漠とは、年間の平均降水量が250ミリメートル未満のあらゆる(1)場所であるにすぎない。すなわち、1日あたり1ミリメートル未満である。1日にそんなに少量の飲み水しか手に入れられなければ、あなたはどれだけ干上がってしまうだろうか。
　気温は砂漠とは(2)何かを定義するものではない。砂漠はアフリカのサハラ砂漠のように暑い場合もあれば、南米のアタカマ砂漠のように冷たい場合もある。知るとあなたは驚くかもしれないが、暑い砂漠が地球上で最も乾燥した場所なのでは必ずしもない。最も乾燥した場所という名誉はアタカマ砂漠のものであり、1年あたりの平均降水量はわずか1ミリメートルである。アタカマ砂漠の一部では、400年以上も雨が降っていない。これに対して、サハラ砂漠の平均降水量は毎年20～100ミリメートルである。これはアタカマ砂漠の20～100倍である。サハラ砂漠は地球上で最も暑い場所である。同地の気温はかつてセ氏58℃に到達したが、これは地球の観測史上最高気温であり、道路で実際に目玉焼きを作れるほどの暑さに近い。(3)これが可能になるためには、気温があと7℃上がりさえすればよいのだから。この温度で靴を脱いだら、あなたはどれくらい長く1ヵ所に立っていられるだろうか？　おそらく、足を冷やし続けるために、必死になって跳ね回ることになるだろう。それに対して、アタカマ砂漠の最高気温は約24℃にしかならず、これは我々の大半がとても快適と思う温度だろう。

④ [解答]
(A) 1. I used to be fond of traveling when I was

young, but now I prefer to stay home.
　2. When and where am I supposed to return your car ?
(B) イ. meet [satisfy]　ロ. useful　ハ. first
　　ニ. have　ホ. hear

[出題者が求めたポイント]
(A) 1. used to ～, but…「昔は～だったが今は…」は一種の相関構文。「好き」はlikeやloveでもよい。
　2. be supposed to V：Vすることになっている(= should V, have to V)
(B) イ. meet [satisfy] the demand：需要に応じる
　ロ. useful：役に立つ、有益な
　ハ. for the first time in ～：～ぶりに
　ニ.「～がある」は、there is [are] ～の構文の他に、人 have ～でも表せる。
　ホ. 同音異綴語のhere「ここに」と混同しないこと。

数 学

解答

前期Ａ試験

1 〔解答〕

（ア）1　　（イ）0　　（ウ）$4\sqrt{15}$

〔出題者が求めたポイント〕

(1)（数学Ⅱ・複素数）

$(a+b)^2=a^2+2ab+b^2$

$\left(\dfrac{-1+\sqrt{3}\,i}{2}\right)^2$ を計算し，$\left(\dfrac{-1+\sqrt{3}\,i}{2}\right)^2\left(\dfrac{-1+\sqrt{3}\,i}{2}\right)$

を求める。

(2)（数学Ⅱ・対数関数）

$\log_c M^r=r\log_c M$

$\log_c M-\log_c N=\log_c\dfrac{M}{N}$

(3)（数学Ⅰ・平方根）

x^2，y^2 を計算し，x^2-y^2，x^2+y^2 を求める。

〔解答のプロセス〕

(1) $\left(\dfrac{-1+\sqrt{3}\,i}{2}\right)^2=\dfrac{1-2\sqrt{3}\,i-3}{4}=\dfrac{-1-\sqrt{3}\,i}{2}$

$\left(\dfrac{-1-\sqrt{3}\,i}{2}\right)\left(\dfrac{-1+\sqrt{3}\,i}{2}\right)=\dfrac{1+3}{4}=1$

(2) $\dfrac{1}{2}\log_3 6-\dfrac{1}{2}\log_3\dfrac{1}{5}-\dfrac{3}{2}\dfrac{1}{3}\log_3 30$

$=\dfrac{1}{2}\left(\log_3 6-\log_3\dfrac{1}{5}-\log_3 30\right)$

$=\dfrac{1}{2}\log_3\dfrac{6\cdot 5}{1}\dfrac{1}{30}=\dfrac{1}{2}\log_3 1=0$

(3) $x^2=\dfrac{5+2\sqrt{15}+3}{4}=\dfrac{4+\sqrt{15}}{2}$

$y^2=\dfrac{5-2\sqrt{15}+3}{4}=\dfrac{4-\sqrt{15}}{2}$

$x^2-y^2=\sqrt{15}$，$x^2+y^2=4$

$x^4-y^4=(x^2+y^2)(x^2-y^2)=4\sqrt{15}$

2

〔出題者が求めたポイント〕（数学Ⅰ・1次不等式）

$|f(x)|\begin{cases}=f(x)&(f(x)\geqq 0)\\=-f(x)&(f(x)<0)\end{cases}$

全体の絶対値の中味の正負がわからないので，

$x<-1$，$-1\leqq x<0$，$0\leqq x$ に分けて，

全体の絶対値の中味の絶対値をはずして計算する。

全体の絶対値の中味の正負を判断して，区間を分けて

絶対値をはずして不等式を解く。

〔解答〕

$x<-1$ のとき，

$|-x-(-x-1)|<\dfrac{1}{2}$　より　$1<\dfrac{1}{2}$ となり不適

$-1\leqq x<0$ のとき，

$|-x-(x+1)|<\dfrac{1}{2}$　より　$|-2x-1|<\dfrac{1}{2}$

$-2x-1=0$ とすると，$x=-\dfrac{1}{2}$

$-1\leqq x<-\dfrac{1}{2}$ のとき，$-2x-1>0$

$-2x-1<\dfrac{1}{2}$　より　$-\dfrac{3}{4}<x$

よって，$-\dfrac{3}{4}<x<-\dfrac{1}{2}$ ……①

$-\dfrac{1}{2}\leqq x<0$ のとき，$-2x-1<0$

$2x+1<\dfrac{1}{2}$　より　$x<-\dfrac{1}{4}$

よって，$-\dfrac{1}{2}\leqq x<-\dfrac{1}{4}$ ……②

$0\leqq x$ のとき，

$|x-x-1|<\dfrac{1}{2}$　より　$1<\dfrac{1}{2}$ となり不適

①，②より　$-\dfrac{3}{4}<x<-\dfrac{1}{4}$

3

〔出題者が求めたポイント〕（数学Ａ・確率）

確率 p の試行が n 回のうち r 回起こる確率は，

${}_nC_r p^r(1-p)^{n-r}$

Ａは，①3連勝，②3回のうち2回勝って4回目に勝つ，

③4回のうち2回勝って，5回目に勝つ。

のとき優勝する。

〔解答〕

Ａが優勝するのは次の3つの場合がある。

①・Ａが3連勝する。

確率は，$\left(\dfrac{2}{3}\right)^3=\dfrac{8}{27}$

②・Ａが3回のうち2回勝って，4回目に勝つ。

確率は，${}_3C_2\left(\dfrac{2}{3}\right)^2\left(\dfrac{1}{3}\right)\cdot\left(\dfrac{2}{3}\right)=\dfrac{24}{81}\left(=\dfrac{8}{27}\right)$

③・Ａは4回のうち2回勝って，5回目に勝つ。

確率は，${}_4C_2\left(\dfrac{2}{3}\right)^2\left(\dfrac{1}{3}\right)^2\cdot\left(\dfrac{2}{3}\right)=\dfrac{48}{243}=\dfrac{16}{81}$

Ａが優勝する確率は，$\dfrac{8}{27}+\dfrac{24}{81}+\dfrac{16}{81}=\dfrac{64}{81}$

4

〔出題者が求めたポイント〕（数学Ⅱ・積分法）

$ax^2+bx+c=0$の解をα，β（$\alpha<\beta$）とするとき，

$$\alpha+\beta=-\frac{b}{a},\ \alpha\beta=\frac{c}{a}$$

$$(\beta-\alpha)^2=(\alpha+\beta)^2-4\alpha\beta$$

$$\int_{\alpha}^{\beta}(ax^2+bx+c)\,dx=-\frac{a(\beta-\alpha)^3}{6}$$

$(\beta-\alpha)^3=\{(\beta-\alpha)^2\}^{\frac{3}{2}}$として，$(\beta-\alpha)^2$を$a^2$ついて平方完成して最小値を求める。

〔解答〕

$$x^2-x-2=ax$$

$-x^2+(a+1)x+2=0$の解をα，β（$\alpha<\beta$）とすると，

$$\alpha+\beta=-\frac{a+1}{-1}=a+1,\ \alpha\beta=\frac{2}{-1}=-2$$

$$(\beta-\alpha)^2=(a+1)^2+8$$

$$\int_{\alpha}^{\beta}\{-x^2+(a+1)x+2\}\,dx=-\frac{-1(\beta-\alpha)^3}{6}$$

$$=\frac{1}{6}\{(\beta-\alpha)^2\}^{\frac{3}{2}}$$

$$=\frac{1}{6}\{(a+1)^2+8\}^{\frac{3}{2}}$$

よって，$a=-1$のとき，最小となる。

最小値は，$\dfrac{1}{6}(\sqrt{8})^3=\dfrac{8}{6}2\sqrt{2}=\dfrac{8\sqrt{2}}{3}$

物　理

解答 　26年度

Ⅰ【解答】

(1) $\frac{1}{2}mv_0^2$　　(2) $\sqrt{v_0^2-2gh}$　　(3) $\frac{1-4e}{5}v$

(4) $e=\frac{1}{4}$　　(5) $\frac{1}{4}\sqrt{v_0^2-2gh}$

【出題者が求めたポイント】
2物体の衝突問題。
運動量保存とはね返りの式を用いる。

【解答のプロセス】

(2) $\frac{1}{2}mv_0^2=mgh+\frac{1}{2}mv^2$　　$v=\sqrt{v_0^2-2gh}$

(3) $mv=mv_p+4mv_Q$

　　$-ev=v_p-v_Q$　　より　　$v_p=\frac{1-4e}{5}v$

(4) $1-4e=0$　　$e=\frac{1}{4}$

(5) (3)より　$v_Q=\frac{1+e}{5}v$　　$e=\frac{1}{4}$を代入して

　　$v_Q=\frac{1}{4}v=\frac{1}{4}\sqrt{v_0^2-2gh}$

Ⅱ【解答】

(1) $1.1\times10^5 Pa$

(2) $3.3\times10^{-4}m^3$

(3) $3.6\times10^1 J$

(4) $9.0\times10 J$

【出題者が求めたポイント】
気体の性質と熱力学第一法則の理解

【解答のプロセス】

(1) $1.0\times10^5+\dfrac{5.0\times9.8}{4.9\times10^{-3}}=1.1\times10^5 Pa$

(2) $\dfrac{4.9\times10^{-3}\times0.20}{300}=\dfrac{V}{400}$　　$V=\dfrac{4}{3}\times4.9\times10^{-3}\times0.2$

　　よって体積の増加量 $\triangle V=\left(\dfrac{4}{3}-1\right)\times4.9\times10^{-3}\times0.2$

　　　　　　　　　　　$=3.26\times10^{-4}$

(3) $W=P\triangle V=1.1\times10^5\times3.26\times10^{-4}=35.8\fallingdotseq3.6\times10^1(J)$

(4) $Q=$ 定圧モル比熱 $Cp=\dfrac{5}{2}R$ より

　　$\dfrac{5}{2}nR\triangle T=\dfrac{5}{2}P_1\triangle V=8.96\times10$

　　　　　　　　　　$\fallingdotseq9.0\times10(J)$

Ⅲ【解答】

(1) eV　　(2) $eB\sqrt{\dfrac{2eV}{m}}$　　(3) $\dfrac{2eV}{r}$　　(4) $\dfrac{2V}{r^2B^2}$

(5) $\dfrac{\pi Br^2}{2V}$ [S] または $\dfrac{\pi m}{eB}$ [S]

【出題者が求めたポイント】
磁場中での電子の運動。
ローレンツ力を向心力とする運動方程式を作る。

【解答のプロセス】

(1) $\dfrac{1}{2}mv^2=eV$

(2) (1)より　　$v=\sqrt{\dfrac{2eV}{m}}$　　$f=evB=eB\sqrt{\dfrac{2eV}{m}}$

(3) $\dfrac{mv^2}{r}=\dfrac{2\,eV}{r}$

(4) ローレンツ力が向心力になる。

　　$eB\sqrt{\dfrac{2eV}{m}}=\dfrac{2eV}{r}$　　$\therefore\dfrac{e}{m}=\dfrac{2V}{r^2B^2}$

(5) 円運動の周期をTとすると

　　$T=\dfrac{2\pi r}{V}$

　　$m\dfrac{V^2}{r}=evB$ より　$V=\dfrac{eBr}{m}$

　　求める時間は $\dfrac{1}{2}$ 周期分のため

　　$\dfrac{1}{2}=\pi r\dfrac{m}{eBr}$

化　学

解答

26年度

Ⅰ [解答]

問1.計算式：$Cu^{2+} + 2e^- \rightarrow Cu$　により析出した Cu
は，$\dfrac{0.127}{63.5} = 2.00 \times 10^{-3}$ mol

通電時間を t〔秒〕とすると，

$\dfrac{0.500 \times t}{9.65 \times 10^4} = 2.00 \times 10^{-3} \times 2$, $t = 772$〔秒〕

$772 = 60 \times 12 + 52$　　　　答　12分52秒

問2.(a)酸素

(b)計算式：$2H_2O \rightarrow 4H^+ + O_2 + 4e^-$　により発生
した O_2 は，

$2.00 \times 10^{-3} \times 2 \times \dfrac{1}{4} \times 22.4 \times 10^3 = 22.4$ ml

答　22.4 ml

[出題者の求めるポイント]　硫酸銅(II)水溶液の電
　気分解
[解法のプロセス]

各電極における反応を記述する必要がある。

問1.析出した銅の質量から流れた電子の物質量がわか
　り，$2.00 \times 10^{-3} \times 2$ mol　である。

問2.1 mol の電子が流れると 1/4 mol の O_2 が発生す
　る。

Ⅱ [解答]

問1.(a)酸化　(b)下

問2.ア.赤紫　イ.アセチル　ウ.ジアゾ
　エ.カップリング

問3.A.アニリン塩酸塩　B.アセトアニリド
　C.塩化ベンゼンジアゾニウム　D. p−ヒドロキシ
　アゾベンゼン

[出題者の求めるポイント]　アニリンの性質
[解法のプロセス]

問1.さらし粉の水溶液との反応は，アニリンの検出反
　応である。アニリンの密度は，20℃で1.03 g/cm^3 で
　水よりわずかに重い。

問2.③ 〈benzene〉NH$_2$ + (CH$_3$CO)$_2$O

→ 〈benzene〉NHCOCH$_3$ + CH$_3$COOH

④ 〈benzene〉NH$_2$ + NaNO$_2$ + 2HCl

→ 〈benzene〉N$_2$Cl + 2H$_2$O + NaCl

〈benzene〉N$_2$Cl + 〈benzene〉ONa

→ 〈benzene〉N=N〈benzene〉OH + NaCl

Ⅲ [解答]

問1.計算式：$\dfrac{1000 \times 1.85 \times \dfrac{98.0}{100}}{98.0} = 18.5$ mol/L

答　18.5 mol/L

問2.計算式：必要な濃硫酸の体積を V〔mL〕とする。

$18.5 \times \dfrac{V}{1000} = 0.500 \times \dfrac{100}{1000}$

$V = 2.702 \fallingdotseq 2.70$〔mL〕

答　2.70 mL

問3.中和の公式より

$2 \times 0.500 \times 8.60 = 1 \times x \times 10.0$, $x = 0.860$〔mol/L〕

答　0.860 mol/L

問4.ア. Na_2SO_4, イ.加水分解　ウ.7.00

[出題者の求めるポイント]　濃度，中和滴定，中
　和点の液性
[解法のプロセス]

問1.解答では省略してあるが，計算式には単位をつけ
　て記述するとよい。何を求めるかが明瞭になる。こ
　こでは，溶液1 L (1000 cm^3) を考えると便利である。

1000 cm^3 $\times 1.85$ g/cm^3 $= 1$ L の質量 = A〔g〕

この中に H_2SO_4 が98.0%含まれている。

$A \times \dfrac{98.0}{100} = 1$ L 中の H_2SO_4 の質量 = B〔g〕

H_2SO_4 の物質量は，

$\dfrac{B〔g〕}{98.0 (g/mol)} = C$〔mol〕

問2.濃硫酸 V〔mL〕中の H_2SO_4 の物質量 = 希硫酸100
　mL 中の H_2SO_4 の物質量　の関係にある。

問3.中和の公式に頼らずに化学反応式から量的関係を
　つかむことが大切である。

$H_2SO_4 + 2NaOH \rightarrow Na_2SO_4 + 2H_2O$

$0.500 \times \dfrac{8.60}{1000} : x \times \dfrac{10.0}{1000} = 1 : 2$ (物質量比)

したがって，$2 \times 0.500 \times \dfrac{8.60}{1000} = 1 \times x \times \dfrac{10.0}{1000}$

中和の公式が導ける。

問4.強酸と強塩基の中和で生じた正塩は加水分解をし
　ない。

Ⅳ [解答]

問1.A.塩　B.緩衝　C.分子　D.1

問2.左　　問3.高

問4. $CH_3COOH + OH^- \rightarrow CH_3COO^- + H_2O$

問5. $-\log K_a \cdot \dfrac{[CH_3COOH]}{[CH_3COO^-]}$

[出題者の求めるポイント]　緩衝溶液，電離平衡，pH

[解法のプロセス]

問1～3.

酢酸ナトリウムは，$CH_3CONa \rightarrow CH_3COO^- + Na^+$ と完全に電離するので，$[CH_3COO^-]$が大きくなる。このため①の平衡は左に移動する。

問4. OH^- が反応し H_2O になるため pH は高くならない。

問5.

$$K_a = \frac{[CH_3COO^-][H^+]}{[CH_3COOH]} \quad \text{より}$$

$$[H^+] = K_a \cdot \frac{[CH_3COOH]}{[CH_3COO^-]}$$

$$\therefore \text{pH} = -\log[H^+] = -\log K_a \cdot \frac{[CH_3COOH]}{[CH_3COO^-]}$$

生　物

解答　26年度

A方式前期試験

[I]　解答

問1　(e)

問2　(イ)　$C_6H_{12}O_6 + 6O_2 + 6H_2O \rightarrow 6CO_2 + 12H_2O$
　　　(ロ)　$C_6H_{12}O_6 \rightarrow 2C_2H_5OH + 2CO_2$

問3　(イ)38分子　(ロ)2分子

問4　(A)(ロ)　(B)(イ)より(ロ)の方が、同量のグルコースから得られるエネルギーが少ないため。

問5　(A)ミトコンドリア　(B)嫌気的条件下では、ミトコンドリアが退化するため。

問6　(a)(b)(e)(f)

[出題者が求めたポイント]

問1　酵母菌は生育するのに必要なタンパク質や核酸などの有機化合物を無機化合物からみずから合成する能力を持つ。このため、培養液には炭素源(エネルギー源ともなる)としてグルコースを加えるほかに、窒素源は無機窒素化合物を加えればよい。問いの選択肢にあるADPは、アデノシン二リン酸ではなく、無水リン酸アンモニウム(Ammonium dihydrogen phosphate)の略と考えて、無機窒素化合物であるこれを選択することとなる。酵母培養液の窒素源としては、硫酸アンモニウムを用いることが多い。

問2　酵母菌は嫌気条件ではアルコール発酵が行われる。酸素があるときにはアルコール発酵が抑制され(パスツール効果)、主に呼吸により生命活動に必要なエネルギーを取り出している。

問3　呼吸は、解糖系、クエン酸回路、電子伝達系の3つの過程からなる。ATPはグルコース1分子当たり、解糖系で2分子(4分子生成され2分子消費される)、クエン酸回路で2分子、電子伝達系で34分子生成される。アルコール発酵では、解糖系と共通の反応であるグルコースからピルビン酸までの過程で2分子のATPが生成されるだけである。

問4　酵母菌が増加するためには、細胞を構成するタンパク質などの合成が必要になる。このために、ATPが必要になるが、グルコース1分子当たりの生成されるATP量が呼吸よりアルコール発酵の方が少ないため、アルコール発酵ではより多くのグルコースを消費しなければならない。

問5　ミトコンドリアの数は、環境中(培養液)の酸素濃度により変化する。酸素が十分ある条件では、ミトコンドリアが発達し、呼吸が盛んに行われる。

問6　細胞で行われる物質合成には、ATP中の化学エネルギーが利用される。リボソームでのタンパク質合成には、アミノ酸とATPとの反応によって作られるアミノ酸－AMPが材料に利用される。グリコーゲンの合成においても、ATPによりリン酸化されたグルコースが材料に利用される。

[II]　解答

問1　ロ—ニ　問2　二　問3　5回　問4　1個

問5　(a)重複受精　(b)受精卵と胚乳

(c)受精卵：2　胚乳：3　問6　ゲノム

問7　(a)花成ホルモン(フロリゲン)　(b)葉

問8　花芽形成が日長の影響を受ける植物のうち、暗期が限界暗期よりも短いと花芽を形成する植物を長日植物、限界暗期よりも長いと花芽を形成する植物を短日植物という。

問9　長日植物：(b)　短日植物(e)

[出題者が求めたポイント]

問1～4　この問を解くポイントは次の通りである。

　① 分裂前にはDNAが複製され、細胞当たりのDNA量が2倍になる。

　② 減数分裂は2回の分裂が連続するため、胚のう細胞(ニ)のDNA量はDNA複製後の胚のう母細胞(ロ)の1/4になる。

　※減数分裂第1分裂では、相同染色体が別々の細胞に分かれるためDNA量は半減し、第2分裂では、染色分体が別々の細胞に分かれるためDNA量は更に半減する。

　③胚のう細胞(ニ)は3回の核分裂により、卵細胞1個、助細胞2個、反足細胞3個、中央細胞1個(2つの極核を持つ)から成る胚のう(ト)を形成する。

問5　重複受精は次の通りである。(b)は「重複受精の結果できる組織」とあるので、胚と胚乳と答えられる。(c)は「この器官のDNA量」とあるが、胚と胚乳を形成する細胞のDNA量をそれぞれ答えればよいだろう。

　　卵細胞＋精細胞→受精卵…分裂増殖…>胚
　　中央細胞＋精細胞→胚乳細胞…分裂増殖…>胚乳

　※胚、胚乳は多細胞からなる組織、胚と胚乳からなる種子を器官と考える。問題で器官のDNA量とあるが、ここでは、胚と胚乳を形成する細胞1個あたりのDNA量を問うていると判断して解答した。

問7　花成ホルモンは葉で作られ、師管を通り芽に送られる。

問8　花芽形成は日長の影響を受ける植物と受けない植物がある。日長に影響を受ける植物は、連続した暗期が限界暗期より短くて花芽が形成される長日植物と、限界暗期より長くて花芽が形成される短日植物とがある。これに対して、日長の影響を受けない植物を中性植物という。

[III]　解答

問1　加えた刺激の大きさがこの坐骨神経を構成する全てのニューロンの閾値以下であったため。

問2　全ての筋繊維が閾値に達して収縮したため。

問3　30m/秒　問4　2.8ミリ秒　問5　4.4ミリ秒

問6　伝達

[出題者が求めたポイント]

問1,2　坐骨神経や筋肉は閾値の異なる細胞の集まりである。このため、1つ1つのニューロンや筋繊維は、全か無かの法則に従うが、複数の細胞の集まりである神経や筋肉ではある大きさの刺激以上では、刺激の大きさに従って興奮の大きさや筋肉の収縮の強さが大きくなる。加えた刺激の電圧が1.2V以上で筋肉の収縮が強くならなくなったのは、筋肉を構成する全ての筋繊維が閾値に達したためである。

問3　軸索を興奮が伝わる伝導速度は、次のように求められる。

$(6.3 - 1.8)/(4.9 - 3.4) = 3.0$cm/m秒 $= 30$m/秒

問4　坐骨神経を刺激してから筋肉が収縮するまでの時間の内訳は、①刺激点から神経終末までの伝導時間、②神経伝達物質が分泌され興奮が筋繊維に伝わるまでの時間、③興奮が伝達されてから筋収縮まで時間になる。求める時間(②+③)は、問3より求めた伝導速度を用いて、次のように求められる。

$3.4 - (1.8/3.0) = 2.8$m秒　または、$4.9 - (6.3/3.0) = 2.8$m秒

問5　問3と問4の答えを用いて、次のように求められる

$(4.8/3.0) + 2.8 = 4.4$m秒

[Ⅳ]　解答

問1　①ニューロン　②静止電位　③活動電位　④シナプス　⑥神経伝達物質　⑦視床下部　⑧バソプレシン　⑨負　⑩フィードバック　⑪内分泌系

問2　多尿になり、脱水状態になったり、のどが渇いたり、手足が痙攣したりする。

問3　(b)

[出題者が求めたポイント]

問2　抗利尿ホルモンであるバソプレシンは、体液の浸透圧が上昇すると分泌され、腎臓での水の再吸収を促進する。このため、バソプレシンの生成が阻害され分泌が低下すると、腎臓での水の再吸収が促進されないために排出される尿量が多量に増え(正常では1.5～2リットル/日のところ、3～15リットル/日となる)、体内の水分量が減り、体液の浸透圧が高くなる。体液の浸透圧が高い状態が続くと、喉の渇きや手足の痙攣など脱水症状が表れる。このようなバソプレシン分泌低下による多尿を中枢性尿崩症という。

問3　血糖量が増加した時：グルコースからグリコーゲンの合成　(情報伝達)副交感神経・インスリン
血糖量が減少した時：グリコーゲンからグルコースへの分解　(情報伝達)交感神経・グルカゴン・アドレナリンなど

[Ⅴ]　解答

問1　(A)(ウ)　(B)(ア)　(C)(キ)　(D)(エ)

問2　(a)(イ)

(b)・被食者であるコウノシロハダニの隠れ場所があり、捕食者から逃れることができる。
・捕食者であるカブリダニが餌とするものがコウノシロハダニ以外にも存在する。

(c)①頭部　②胸部　③腹部　④胸部　⑤3　⑥頭胸部　⑦腹部　⑧頭胸部　⑨4

(d)オーストラリアの有袋類は地理的に隔離されているため、有胎盤類との競争を避けることができたため。

[出題者が求めたポイント]

問1　(A)食物や生活空間、生活時間などの資源の利用の仕方をニッチ(生態的地位)という。同じ生態的地位を占める生物を生態的同位種といい、ネズミとウェタは生態的同位種である。

(B)この2種のダニは、捕食者と被食者の関係にある。

(D)有袋類の形態は、ほかの大陸で同じ生態的地位にある真獣類と似ている。系統の異なる生物が同じような形態や能力を持つように進化することを収れんという。

問2　(ア)中立、(イ)相利共生、(ウ)食いわけ、(エ)寄生、(オ)片利共生。

(a)ウェタやネズミは果実から栄養を得ることができる。果実を付けた植物にとっては、種子を広い範囲に運んでもらえる利点があり、ウェタやネズミと果実を付けた植物は相利共生にある。

(b)培養下では、被食者は捕食者により食べつくされ、その後捕食者も餓死して絶滅する。自然界では、捕食者の餌となる生物は多種存在する。また、被食者の隠れる場所があり、食べつくされることもない。

(d)有袋類は中生代白亜紀に現れ、世界各地に分布していたが、その後に出現した真獣類の発達により絶滅に追いやられた。オーストラリアは地理的に隔離されていたため、有袋類は絶滅からまぬがれ、適応放散し、多くの種に分化した。

平成25年度

問 題 と 解 答

平成25年度

英　語

問題　25年度

前期試験

I

▶次の英文の（　　）内に入れるのにもっとも適当なものをa～dの中から1つ選びなさい。（1～15）

(1) Look at the table of populations by country. How (　　) is that of China?

  a．few

  b．large

  c．many

  d．much

(2) I want to pay for this book later. Could you (　　) it aside for me?

  a．leave

  b．make

  c．put

  d．reserve

(3) You can't open the door? Try turning the key the (　　) way.

  a．left

  b．other

  c．same

  d．wrong

(4) Thanks to the paintings on the walls, this office will become more (　　) to work in.

  a．pleasant

  b．pleased

  c．reliable

  d．relied

(5) The boss was too busy, so the secretary picked (   ) his phone when it

rang.

   a. down

   b. on

   c. out

   d. up

(6) Since a very popular TV announcer is giving today's talk, the lecture hall

will soon be packed (   ) students.

   a. in

   b. into

   c. of

   d. with

(7) Hoping to find some new ideas, I looked (   ) several magazines.

   a. down

   b. through

   c. to

   d. up

(8) Despite many troubles in his youth, my cousin turned (   ) to be

successful in business.

   a. down

   b. on

   c. out

   d. up

(9) When someone you love becomes sick, it really makes you (   ) about life.

   a . think

   b . thinking

   c . thought

   d . to think

(10) (   ) you've fallen in love with someone, it is hard to get that person out of your mind.

   a . Even if

   b . Once

   c . Unless

   d . Whether

(11) A (   ) is a usual or regular course of procedures.

   a . map

   b . route

   c . routine

   d . schedule

(12) To (   ) is to restore something to a good condition after it has been damaged.

   a . reckon

   b . recognize

   c . recover

   d . repair

(13) (　　　) is a shameful action that often causes damage to one's reputation.

   a. A scandal

   b. An accident

   c. An incident

   d. Speculation

(14) To (　　　) is to promise to buy something, such as a magazine or newspaper.

   a. exchange

   b. subscribe

   c. survey

   d. trade

(15) A (　　　) is a sum of money imposed by a government upon income, property, or sales.

   a. charge

   b. fee

   c. tax

   d. toll

Ⅱ 次の会話文を読んで設問に答えなさい。

George : This newspaper says that a wealthy young Chinese actress has come to Seoul for plastic surgery to make her eyes larger.

Lindsay : Let me look at that. "Ground zero for plastic surgery in Asia?"

George : Yes, that's the one. There is another story about a student from Beijing that is also quite interesting. She was visiting the "ID Clinic" here to see about her jaw line. It is too square, she worries, and she is ready to spend more than $4,500 (2) out. A more egg-shaped face, she says, will get her a better job and a nicer boyfriend.

Lindsay : I wouldn't go to those lengths to change myself. How about her mother? Didn't she stop her from doing it?

George : It seems that she will even pay for the operation. Plastic surgery is not only in demand in Southeast Asia. Its demand is spreading globally. It is a way of raising self-confidence and self esteem.

Lindsay : I agree with the comment from the man in Palm Springs, Florida, quoted in the newspaper column. There is a natural grace to growing older. Wrinkles such as laugh lines, frown lines and even crow's-feet are the result of life being lived.

George : But you have to consider the reality. Those Asian girls are simply following the fashionable ideal in Asia of "big eyes, a prominent nose, and a small face." The women who come to Korea know that Angelababy had plastic surgery done to herself, and they think if she can go from ugly to beautiful, why shouldn't they?

Lindsay : But it is too dangerous. They have to think about what happened to Janet Hardt, who died after injecting fat into her face to smooth out the wrinkles. It should be a lesson for everybody.

(notes) plastic surgery　美容整形　　wrinkles　しわ　　prominent　高い
crow's-feet　目じりのしわ　　Angelababy　中国出身のモデル名
inject　注入する

問 1 下線部(1)の場所としてもっとも適当なものをa～dの中から1つ選びなさい。

　　a．Beijing

　　b．Florida

　　c．Seoul

　　d．Southeast Asia

問 2 空所（　2　）に入れるのにもっとも適当なものをa～dの中から1つ選びなさい。

　　a．not to be smoothed

　　b．not to smooth it

　　c．to have it smoothed

　　d．to have it smoothing

問 3 下線部(3)の内容としてもっとも適当なものをa～dの中から1つ選びなさい。

　　a．あごの整形までして，美しく見せたくない。

　　b．整形のためならどこへでも行く。

　　c．整形のために，はるばるそこまで行くのは嫌だ。

　　d．内面を変えるために，あごまで整形したくない。

問 4 下線部(4)の内容と反対になるものをa～dの中から1つ選びなさい。

　　a．あごを整形した顔

　　b．自信のもてる顔

　　c．卵形にした顔

　　d．年齢相応の顔

問 5 下線部(5)の内容としてもっとも適当なものをa～dの中から1つ選びなさい。

  a．Plastic surgery can make girls' dreams come true.

  b．Plastic surgery is not only in demand in Southeast Asia.

  c．Plastic surgery is too dangerous.

  d．Plastic surgery will bring a girl a better job and a nicer boyfriend.

問 6 本文の内容と一致するものをa～dの中から1つ選びなさい。

  a．George は，誰も完璧ではないのだから美容整形は不要だと言っている。

  b．George は，美容整形が広がりつつあるのは世界的傾向だと言っている。

  c．Lindsay は，失敗した場合が怖いから美容整形はやめるべきだと言っている。

  d．Lindsay は，母親が娘に美容整形を奨励するのはよくあることだと言っている。

Ⅲ 次の英文を読んで設問に答えなさい。

Tadamichi Kuribayashi was the famous Commander-in-Chief of the Ogasawara Army Corps at Iwo Jima. His favorite spare time activity was (1). As a matter of fact he was an excellent horseback rider.

Kuribayashi purchased a Chevrolet in 1929 and frequently made the motor trip from Kansas to Washington, D.C. The Chevrolet K was introduced four years earlier in a bid to sell more cars than Ford's Model T, which claimed fifty-six percent of the American market. In a short time, Chevrolet sales increased sharply, and two years later production of the Model T came to a (2). Ford no longer was the biggest manufacturer of automobiles. By (3), Kuribayashi was driving a car that was the symbol of a turning point in the American automobile industry.

At that time, adapting modern ways was at the top of the Japanese army's list of things to do. They were contemplating (4) their horses with automobiles. At Iwo Jima, Kuribayashi told one of his men, "The American military has an amazing relationship with big industries. In an automated auto factory in Detroit, the entire operation can be started with the push of a single button. An industrial enterprise owner has become Secretary of War and as a result, war material factories are backing up the military. How can you beat something like that?"

Kuribayashi was keenly aware of the U.S. weapon production by means of machines, and, at the same time, of the structural problems faced by the Japanese army. On the other hand, he was in the habit of asking hotel parking lot staff to tie up his car, rather than asking that it be parked. He would probably have had great difficulty in making a choice between horses and cars.

(notes)　Commander-in-Chief of the Ogasawara Army Corps　小笠原分団長
　　　　horseback　馬の背　　　　Secretary of War　陸軍長官

問 1　空所（　1　）に入れるのにもっとも適当なものをa～dの中から1つ選び
　　なさい。
　　　a．feeding
　　　b．napping
　　　c．nursing
　　　d．riding

問 2　空所（　2　）に入れるのにもっとも適当なものをa～dの中から1つ選び
　　なさい。
　　　a．cease
　　　b．finish
　　　c．halt
　　　d．pause

問 3　空所（　3　）に入れるのにもっとも適当なものをa～dの中から1つ選び
　　なさい。
　　　a．chance
　　　b．destiny
　　　c．trouble
　　　d．time

問 4　空所（　4　）に入れるのにもっとも適当なものをa～dの中から1つ選び
　　なさい。
　　　a．rejecting
　　　b．replacing
　　　c．reproducing
　　　d．resuming

問 5　下線部(5)の内容としてもっとも適当なものをa～dの中から1つ選びなさい。

a．Kuribayashi frequently made the motor trip from Kansas to Washington, D.C.

b．Kuribayashi was aware that the U.S. was producing weapons by means of machines.

c．The entire operation can be started with the push of a single button.

d．War material factories are backing up the military.

問 6　本文の内容と一致するものをa～dの中から1つ選びなさい。

a．Kuribayashi は，アメリカの自動車産業の不況期のシンボルとなる車に乗った。

b．Kuribayashi は，シボレーK型がフォードT型を販売で追い抜く目的で製造されたことを知っていた。

c．Kuribayashi は，乗馬だけでなく，自動車の修理も得意だった。

d．Kuribayashi は，駐車を頼むとき，自動車を馬であるかのような扱いをした。

Ⅳ

(A) 次の日本文を英文に直しなさい。

(1) 2月になると，一緒に見たあの函館の夜景を思い出します。

(2) 習ったことを覚えなければいけないので，テストは嫌いです。

(B) 次の日本文の意味になるように，それぞれの英文の（　　　）内に適当な1語を入れなさい。

(1) 「日本のサッカー選手が海外で活躍するようになりましたね。」

「まったくです。」

"Japanese soccer players have had some amazing performances
（　イ　）, haven't they?"

"That's right."

(2) 「私の時給は 800 円です。」

「私もです。」

"I am paid 800 yen （　ロ　） hour."

"Me, too."

(3) 「いろいろなことを考慮すると，消費税は上げるべきだよ。」

「君の言うとおりだ。」

"（　ハ　） everything into consideration, the government should raise
the consumption tax."

"I think you're right."

(4) 「鍵をかけましたか？」

「はい。」

"Are you sure that you （　ニ　） the door?"

"Yes."

(5) 「でも，念のために，かかっているかどうか見てください。」

「わかりました。」

"Well, please go check it just in （　ホ　）."

"Sure."

数　学

問題

25年度

前期試験

---

1 △ABC に内接する円 O がある。AB ＝ 9，BC ＝ 8，CA ＝ 7 のとき次の問に答えなさい。

(1)　△ABC の面積は ［　ア　］ である。

(2)　円 O の半径は ［　イ　］ である。

(3)　A から円の中心 O を通る直線が BC に交わる点を D とすると，△ABD の面積は ［　ウ　］ である。

---

2 3 次方程式 $x^3 + (2m - 7)x^2 + (9 - m)x - m - 3 = 0$ が，異なる 3 つの正の解をもつとき，定数 m の値の範囲を求めなさい。

3 円$(x-3)^2+(y-3)^2=9$と，直線$y=\dfrac{1}{2}x$の2つの交点と円上の任意の点によりできる三角形の重心の軌跡を求めなさい。

4 $y=|x^2-k|$と，x軸および，直線$x=2$，$x=-2$で囲まれた領域の面積Sを求めなさい。

物　理

問題

前期試験

I なめらかな斜面上に置かれた質量 m〔kg〕の小物体を，水平面からの高さ h〔m〕の位置から静かにはなす。小物体は斜面に沿ってすべり，水平面からの高さ $\frac{h}{2}$〔m〕の位置で斜面の端から飛び出して，水平面に落下する。つぎのおのおのに答えなさい。ただし，空気の抵抗を無視し，重力加速度の大きさを g〔m・s^{-2}〕とする。

(1) 水平面を位置エネルギーの基準面とする場合，斜面を飛び出すときに小物体が持つ重力による位置エネルギー。

(2) 斜面を飛び出すときの小物体の速さ。

(3) 水平方向に飛び出す場合の，飛び出し位置と落下点との水平距離。

(4) 水平方向より 30° 上向きに飛び出す場合の，飛び出し位置と落下点との水平距離。

Ⅱ 図1のように，平行な層をなす媒質1と媒質2の境界面に，媒質2側から入射角 i で単色光が入射する。媒質1，媒質2の屈折率をそれぞれ n_1, n_2 として，つぎのおのおのに答えなさい。

(1) 媒質2に対する媒質1の相対屈折率。
(2) 媒質2中の光速を v とした場合，媒質1中の光速。
(3) 媒質1と空気の境界面に入射する光の臨界角を θ とした場合の $\sin\theta$ の値。
(4) 媒質1と媒質2の境界面に入射する光が空気中に進むための $\sin i$ の値の範囲。

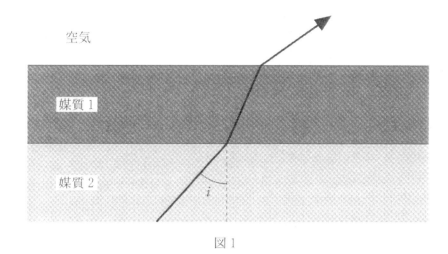

図1

Ⅲ 図2のように，V〔V〕の直流電源，スイッチSと，コンデンサーC_1，C_2，C_3，C_4を接続した回路がある。どのコンデンサーも電気容量はC〔F〕であり，初めに電荷はないものとして，つぎのおのおのに答えなさい。

(1) C_1とC_2の合成容量。
(2) SをA側に閉じてじゅうぶん時間がたったとき，C_3の極板間の電位差。
(3) (2)のとき，C_3に蓄えられている電気量。
(4) 続いて，SをB側に閉じてじゅうぶん時間がたったとき，C_3の極板間の電位差。
(5) (4)のとき，C_3に蓄えられている静電エネルギー。

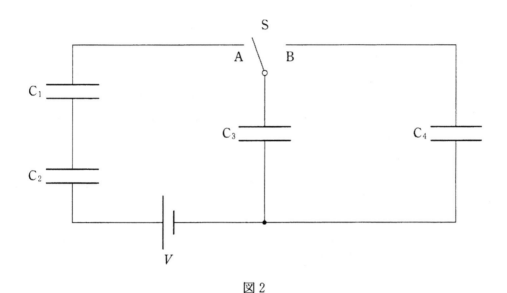

図2

化 学

問題

25年度

前期試験

問題は I から IV まであります。解答はすべて指定の解答欄に記入しなさい。

計算を必要とする問では，根拠となる計算式も記入しなさい。計算においては，原子量を $H = 1.0$，$C = 12$，$N = 14$，$O = 16$，$Na = 23$，$S = 32$，気体定数は 8.3×10^3 Pa·L/(K·mol) とする。

I 次の文章を読み，問に答えなさい。

純水は，ごくわずかに電離して，下記のような電離平衡になっている。

$$H_2O \rightleftharpoons H^+ + OH^-$$

化学平衡の法則より，平衡定数 $K = ($ ① $)$ がえられる。

水の電離は極めて小さいため，水の濃度 $[H_2O]$ は一定とみなせるので，$[H^+]$ と $[OH^-]$ の積は，温度一定のとき一定値を示す。これを水の（ ア ）といい，K_W で表す。

K_W の値は，25 ℃ では（ ② ）$(mol/L)^2$ となる。

また，水の電離反応は（ a ）反応であるため，K_W は温度が高いほど（ イ ）くなる。

問1 （ ① ）には平衡定数を表す式を，（ ② ）には数値を，（ ア ）と（ イ ）には適切な語句を入れなさい。また，（ a ）には[A：吸熱，B：発熱]のいずれかを選び，記号を書きなさい。

問2 25 ℃ で 0.050 mol/L 酢酸水溶液の pH は 3 であった。

酢酸のa）電離度，b）平衡定数はそれぞれいくらですか。有効数字 2 桁で答えなさい。

Ⅱ 次の文章を読み，問に答えなさい。

水酸化ナトリウムと塩化ナトリウムの混合物 A 10.0 g を水に溶かし，100 mL の水溶液 B とした。この水溶液 B を中和するのに，2.0 mol/L 硫酸 25 mL を要した。以下の問に有効数字 2 桁で答えなさい。

問 1 2.0 mol/L 硫酸 25 mL を調製するのに，98 % 濃硫酸(密度 1.8 g/cm^3)は何 mL 必要ですか。

問 2 混合物 A に含まれる水酸化ナトリウムは何%ですか。

問 3 水溶液 B の pH を求めなさい。

Ⅲ 次の文章を読み，問に答えなさい。

炭素，水素，酸素だけからなる分子量 74 のアルコール A がある。A を 37 mg とり，完全燃焼させたところ，水 45 mg，二酸化炭素 88 mg が生成した。以下の問に答えなさい。

問 1 A の分子式を求めなさい。

問 2 A の異性体について答えなさい。
　　　1) 第一級アルコールの構造式をすべて書きなさい。
　　　2) 第二級アルコールの構造式をすべて書きなさい。
　　　3) 第三級アルコールの構造式をすべて書きなさい。
　　　4) 不斉炭素原子をもつ分子の化合物名を書きなさい。
　　　5) 最も酸化されにくいのはどれですか。化合物名で答えなさい。

Ⅳ 次の問に答えなさい。ただし、大気圧は 1.0×10^5 Pa とする。

問 1 メタン 6.4 g と酸素 32 g を 2.0 L の密閉容器に入れ、27 ℃ に保った。

　　1) 容器内の気体の全圧はいくらですか。有効数字 2 桁で答えなさい。

　　2) メタンを完全に燃焼させたとき、容器内の温度は 227 ℃ であった。燃焼
　　　後の気体を分圧の小さい順に並べ、分圧比を求めなさい。ただし、燃焼後の
　　　密閉容器内の物質はすべて気体とする。

問 2 空気 5.0 g を 3.0 L の密閉容器に入れ、27 ℃ に保った。酸素の分圧はいく
　　らですか。ただし、空気は窒素と酸素が体積比で $4 : 1$ の混合物とする。

生　物

問題

25年度

前期試験

問題はⅠからⅤまであります。答はすべて解答用紙に記入しなさい。

Ⅰ　酵母菌のすりつぶし液をグルコース溶液に混ぜると，アルコール発酵が起こる。酵母すりつぶし液をセロハンの袋に入れて水に浸し，十分な時間待った後，袋の内液と外液に分けた。以下の問に答えなさい。

問 1. 次の液とグルコース溶液を混ぜたところ，発酵が観察できるものと，発酵が全く起こらないものに分かれた。発酵が観察できるものを選択肢から全て選び，記号で答えなさい。

(a) 非加熱の外液のみ
(b) 非加熱の内液のみ
(c) 加熱した外液と非加熱の内液
(d) 加熱した外液と加熱した内液
(e) 非加熱の外液と加熱した内液
(f) 非加熱の外液と非加熱の内液

問 2. 外液に含まれる物質の特徴として正しいものを選びなさい。

(a) 熱に弱い
(b) ビタミン類である場合が多い
(c) 酵素と強く結合している
(d) 分子量は5千を超えるものが多い

問 3. この実験は，酵母すりつぶし液から何かが袋の外へ出たことを示しているが，これはセロハンのどういう性質によるものですか。

問 4. この実験は何の作用を見たものですか。選択肢から選び，記号で答えなさい。

(a) アロステリック効果
(b) 競争的阻害
(c) 補酵素
(d) フィードバック
(e) 基質特異性

問 5. アルコール発酵が起きたことは気体の発生によって検出することができる。
この気体は何ですか。

問 6. 前問の気体の発生量を測定したところ，40 mg だった。この気体がすべて
アルコール発酵の結果として発生したとすると，消費されたグルコースの量は
何 mg になりますか。原子量は C = 12，H = 1，O = 16 とします。

問 7. グルコース 1 mol(モル)がアルコール発酵で分解されるときに発生するエネ
ルギーは 234 kJ(ジュール)である。また ATP 1 mol が ADP に加水分解される
ときに発生するエネルギーは 30 kJ である。アルコール発酵によって発生した
エネルギーのうち，何%が ATP の合成に利用されますか。値は小数第二位を
四捨五入しなさい。

Ⅱ 光合成は光のエネルギーを用いて有機物を作り出す反応であり，次のような仕組みで行われる。図を参照して下の問に答えなさい。

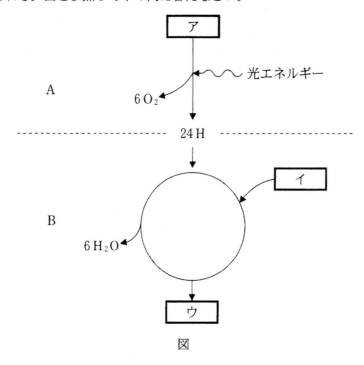

図

問1. 上の図の ☐ に入る物質を係数を付けた分子式で記しなさい。

問2. 光合成では光エネルギーは何という物質に吸収されますか，記しなさい。

問3. 光エネルギーはAの過程で，ある化学物質に貯えられる。この物質の名称を記しなさい。

問4. A，Bの過程は何という細胞小器官(a)のどこで(b)おこなわれますか，それぞれ名称を記しなさい。

問5. 光合成でつくられた有機物は植物の葉では，(a)どのような物質として貯えられますか，物質名を記しなさい。また，(b)この物質が葉に貯えられていることはどのような方法で調べることができますか，述べなさい。

問 6. 光合成の速度は外部環境により変化する。次の(1), (2), (3)の図は光合成速度を縦軸に，光の強さ，CO_2濃度，温度を横軸にとって示したものである。

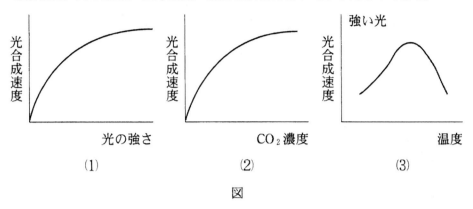

図

(a) 光合成速度は通常，何を測定して求めますか，記しなさい。

(b) (1), (2), (3)の図で光合成速度に上限が現れる要因(限定要因)は何ですか，それぞれ記しなさい。

Ⅲ 次の文を読み，下の問に答えなさい。

　　メダカを正常な餌で飼育すると雄の個体と雌の個体がほぼ同数できる。生まれたばかりのメダカをあるホルモン（A ホルモンとする）の入った餌を与えて飼育すると成長したメダカはすべて雄になった。この雄メダカとホルモンを与えずに育てた雌を交配すると，(イ)すべて雌になる場合と，(ロ)雌と雄が１：１に分離する場合があった。(イ)と(ロ)はほぼ同じ割合で生じた。また，生まれたばかりのメダカに別のホルモン（B ホルモンとする）を与えて飼育するとすべて雌になった。この雌メダカとホルモンを与えずに育てた雄を交配すると，(ハ)雌と雄が１：１に分離する場合と，(ニ)雌と雄が１：３に分離する場合に分かれた。(ハ)と(ニ)はほぼ同じ割合で生じた。正常な餌やホルモンを含む餌で育てても，飼育中に死ぬ個体はほとんどなかった。

問 1. 生まれたばかりのメダカをホルモンを含んだ餌で飼育すると雌ばかり，あるいは雄ばかりになった理由として適当と思われるものを選び，記号で答えなさい。
　(a)　性染色体にある遺伝子のはたらきに変化が起こった。
　(b)　ホルモンが生殖腺の発育に変化を与えた。
　(c)　性染色体のはたらきに変化がおこった。
　(d)　ホルモンにより性染色体の遺伝子が変化した。

問 2. メダカは正常な餌で飼育されると雄と雌がほぼ１：１で生まれる。この理由を説明しなさい。

問 3. 実験結果を説明する次の文中の（　　　）に適当な語句を入れなさい。ただし，性染色体は X と Y で表すものとする。

　　　メダカの性は性染色体の組み合わせで決定される。A ホルモンを与えて育てた雄の性染色体構成は（　a　）であると考えられる。㈹の場合，生まれた雌の性染色体構成は（　b　）である。㈡の場合，生まれた雄の性染色体構成は（　c　）であると考えられる。これらのメダカにはホルモン処理により（　d　）を起こした個体が含まれていると思われる。

問 4. ㈡の場合，正常な餌で飼育したメダカには見られない性染色体構成を持つメダカが含まれていると思われる。このことを確かめるにはどのような実験をすればよいですか。実験結果とあわせて述べなさい。

問 5. メダカをはじめ多くの動物の性は性染色体にある遺伝子で決定される。性染色体には性に関する遺伝子以外にも多くの遺伝子が存在している。性染色体に存在する遺伝子が関係する異常（病気）は何ですか，1 つ選び記号で答えなさい。
　⒜　ダウン症　　　　　　⒝　かま状赤血球症　　　⒞　血友病
　⒟　アルカプトン尿症　　⒠　糖尿病　　　　　　　⒡　アルビノ

問 6. 動物の生物現象はホルモンの影響を受けることがある。次の項目のうち，ホルモンが関与していると考えられるものには○を，考えられないものには×を記しなさい。
　⒜　小川で泳いでいるメダカはぜんぶ上流に頭を向けている。
　⒝　オタマジャクシの尾を切断してもしばらくたつと再生する。
　⒞　ヒトは食事の後，しばらくすると腸がはげしく動き出す。
　⒟　メダカは周りの環境により体色を変化させる。
　⒠　イワナとヤマメはイワナが渓流の上流，ヤマメが下流に住み，「すみわけ」をしている。
　⒡　海水に住む魚は濃い尿を排出し，体液の浸透圧を維持している。

IV 動物の筋肉には骨格筋（横紋筋）と平滑筋がある。また，骨格筋には赤筋と白筋が知られている。赤筋と白筋には次のような違いがある。下の問に答えなさい。

性　質	赤　筋	白　筋
収縮の速さ	遅　い	速　い
収縮の持続時間	長　い	短　い
解糖系のはたらき	弱　い	強　い
ミトコンドリアの量	多　い	少ない

問 1. 筋細胞は一般に何といわれますか，記しなさい。

問 2. 平滑筋は動物の身体のどのような器官に見られますか，記しなさい。

問 3. 次の(イ)～(ホ)は平滑筋(A)と骨格筋(B)のどちらに当てはまりますか。A，Bの記号で記しなさい。

　(イ)　多核細胞である

　(ロ)　不随意筋である

　(ハ)　自律神経により収縮がコントロールされる

　(ニ)　明帯や暗帯が存在する

　(ホ)　筋収縮にノルアドレナリンが関与している

問 4. 動物が性質の違う二種類の骨格筋をもつ利点は何ですか，表を参考にして述べなさい。

問 5. 骨格筋を激しく動かしたとき筋細胞に蓄積する物質は何ですか，記しなさい。

問 6. 筋肉に存在し，筋収縮に関係するタンパク質の名称を 2 つ挙げなさい。

問 7. 筋収縮には多量のエネルギーを必要とする。そのため，筋細胞にはヘモグロビンとよく似たタンパク質が見られる。このタンパク質は赤筋と白筋のどちらに多いと考えられますか，表を参照して理由とともに述べなさい。

Ⅴ さまざまな生物の間で同じタンパク質のアミノ酸配列を比較すると，少しずつ違いが見られる。違いの度合いと生物の系統関係との間には相関が見られ，系統関係が離れるほど，配列の違いも大きくなっていく。このことについて，以下の問に答えなさい。

問 1. 現存する生物 a, b, c の系統関係を図示するとき，その描き方として正しいものを図から選びなさい。また，このような図を何と呼びますか。

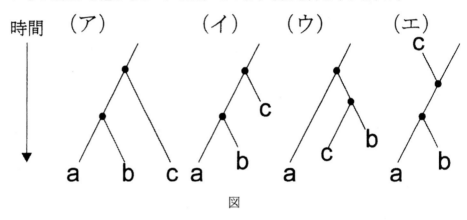

図

問 2. 呼吸において重要なはたらきをするタンパク質の一つについて，5 種の動物間でアミノ酸配列を比較したところ，異なるアミノ酸の数は表のようになった。表の数値をもとにして，解答欄にヒト，サル，イヌ，カエル，マグロの系統関係を描き加えなさい。解答欄の線上にある黒丸は，これらの動物の中で最も古い年代にヒトと分かれた動物の分岐点を示しているとします。

	サル	イヌ	カエル	マグロ
ヒトとの違い（アミノ酸数）	1	11	20	25

表

問 3. ヒトとカエルの祖先が約 3 億 4 千万年前に分かれたとすると，このタンパク質のアミノ酸 1 個が別のアミノ酸に置換するのにかかる時間は，およそ何年と考えられますか。

問 4. アミノ酸配列や DNA の塩基配列の違いをもとにして系統関係を解析する場合，形態的な特徴から解析する従来の方法と比べて，どのような長所と短所が考えられますか。

問 5. 一つのタンパク質の中でも，アミノ酸置換には起きやすいところと起きにくいところがある。これは何を反映していると考えられるか，選択肢から選びなさい。
　(ア)　重要な機能を持つ部分ほど，アミノ酸の置換は起きにくい。
　(イ)　重要な機能を持つ部分ほど，アミノ酸の置換は起きやすい。
　(ウ)　アミノ酸配列の始まりに近いアミノ酸ほど置換しやすい。
　(エ)　アミノ酸配列の終わりに近いアミノ酸ほど置換しやすい。

問 6. このタンパク質の遺伝子を調べ，生物種間の塩基配列を比較すると，異なる塩基の数は異なるアミノ酸の数よりも多かった。これはなぜか理由を説明しなさい。

英　語

解答

25年度

前期試験

1 出題者が求めたポイント

1. populationやnumberはlarge, smallで表す。
2. put [set] ～ aside：～をとっておく(= save)
3. the other way：反対方向に
4. officeが主語なのでa(快適な)。b((人が)喜んだ)
5. pick up one's phone：電話をとる
6. be packed with ～：～でいっぱいだ(= be filled with ～)
7. look through the magazine：雑誌に目を通す　aはlook up a word in the dictionary(単語を辞書で調べる)などの形で使う。
8. turn out [prove] to be ～：～という結果になる
9. make + O + 原形不定詞：Oに～させる
10.「ひとたび」恋に落ちると、その人のことを忘れるのは難しい。onceには接続詞の用法がある。
11.「ルーティンワーク」として日本語にもなっている。「決まりきった作業・日課」のこと。
12. a. 数える b. 再認識する c. 出来事 d. 憶測
13. a. 醜い b. 事故 c. 出来事 d. 憶測
14. a. 交換する b. 定期購読する c. 調査する d. 交換する
15. income tax(所得税), property tax(財産税), sales tax(消費税)などと言う。

[解答]
1. b　2. c　3. b　4. a　5. d
6. d　7. b　8. c　9. a　10. b
11. c　12. d　13. a　14. b　15. c

2 出題者が求めたポイント

[全訳]

ジョージ：この新聞によると、とある中国の金持ちの若手女優がソウルに来て、美容整形を受けて、目を大きくしたんだって。

リンジー：あれを見てよ。「アジアの美容整形の中心地？」ですって。

ジョージ：ああ、あれね。北京出身の学生の話もあって、これも相当面白いよ。彼女はここの「IDクリニック」に来ていて、あごのラインを治したいんだって。角張りすぎているのが不安で、平らにするための4500ドル以上払う用意があるらしいよ。もっと卵形の顔になると、もっといい仕事やもっといい彼氏が手に入るって彼女は言っているよ。

リンジー：私はそこまでして自分を変える気はないわ。お母さんはどうなのかしら？娘がそんなことをするのを止めないのかしら？

ジョージ：母親が手術費まで出す予定らしいよ。美容整形の需要があるのは東南アジアだけじゃないんだ。需要は世界中に広がっているよ。自

身や自尊心を高める方法の1つなんだ。

リンジー：私は新聞のコラムに引用されていたパームスプリングズ(フロリダ州)の男性のコメントに賛成ね。年をとることには自然な優雅さがあるのよ。笑いじわとか、眉間のしわとか、さらには目じりのしわみたいなしわは、人生を生きてきたことの結果なのよ。

ジョージ：でも現実を考えなくっちゃ。さっきのアジアの女の子たちは「大きな目、高い鼻、小さな顔」っていうアジアで流行っている理想を追い求めているだけなんだよ。韓国に来た女性たちは、Angelababyが美容整形をしたって知ってるし、もしAngelababyがブスから美人になれるのなら、自分たちがなぜなってはいけないんだろうって考えているよ。

リンジー：でも危険すぎるわ。そういう人たちは、Janet Hardtがどうなったか考えるべきよ。彼女は、しわを伸ばすために顔に脂肪を注入する後で死亡したのよ。これはすべての人の教訓になるべきだわ。

[解答]
問1. c　問2. c　問3. a　問4. d　問5. c　問6. b

3 出題者が求めたポイント

[全訳]

栗林忠道は、硫黄島の有名な小笠原分団長であり、彼が余暇に好んで行ったのは乗馬だった。実際、彼は馬の背に乗るのが非常に上手かった。

栗林は1929年にシボレー車を購入し、カンザスからワシントンDCまで頻繁に自動車旅行をした。シボレーKが発表されたのはその4年前で、これはT型フォード以上の台数を売ろうとしてのことだった。T型フォードはアメリカ市場の56％を占有していた。ほどなくして、シボレーの売り上げは急増し、2年後にはT型フォードの生産は停止し、フォードは最大の自動車メーカーではもはやなくなった。偶然のことだが、栗林が運転していた車は、アメリカの自動車産業の分岐点の象徴であった。

当時、近代的手法の採用は、日本軍がすべきことのリストの最上位であり、彼らは馬の代わりに自動車を用いることを検討していた。硫黄島で栗林は兵士の1人にこう言っている。「アメリカ軍は巨大産業と驚異的な関係を築いている。デトロイトの無人の自動車工場では、すべての操業をボタン1つ押すだけで始めることができる。工場の事業主が陸軍長官になって、その結果、軍需物資の工場が軍部を支援している。そんな相手にどうやって勝てというのだ」

栗林は、機械によるアメリカの兵器生産、そして同時に、日本軍の直面する構造的問題を痛感していた。その反面、彼はホテルの駐車場職員に、自分の車を駐

車させてくれと頼むのではなく、つないでおいてくれといつも頼んでいた。おそらく、彼は馬と自動車のどちらを選ぶかで大いに苦しんでいたのだろう。

[解答]
問1. d　問2. c　問3. a　問4. b　問5. d　問6. d

4　出題者が求めたポイント

(A) 1. 主節は I am always reminded of ～ などでも可。
　　 2. 「習った」を現在完了形で表すことがポイント。「～を覚える」は memorize ～, learn ～ by heart などでも可。

(B) イ. 「海外で」という意味の副詞
　　 ロ. 1時間「あたりで」に相当する表現(前置詞)。
　　 ハ. Taking ～ into consideration [account] ： ～を考慮に入れると(= Considering ～)。有名な独立分詞構文。
　　 ニ. lock the door ： ドアに鍵をかける(施錠する)
　　 ホ. just in case ： 念のために

[解答]
(A) (1) In February, I always remember the night scene [view] of Hakodate I saw with you.
　　 (2) I hate tests because I have to remember what I have learned.

(B) (1) abroad [overseas]
　　 (2) per [an]
　　 (3) Taking
　　 (4) locked
　　 (5) case

数　学

解答　25年度

前期試験

1 出題者が求めたポイント（数学 I・三角比）

(1) $\cos A = \dfrac{AB^2 + AC^2 - BC^2}{2AB \cdot AC}$

$\triangle ABC$ の面積は, $\dfrac{1}{2}AB \cdot AC\sin A$

(2) 円Oの半径をRとすると,

$2R = \dfrac{BC}{\sin A}$

(3) 辺AB, 辺ACの中点をM, Nとすると,

$\sin \angle BAD = \dfrac{OM}{R}$, $\sin \angle CAD = \dfrac{ON}{R}$

$AD = x$として, $\triangle BAD$の面積と$\triangle CAD$の面積の比を求める。

〔解答〕

(1) $\cos A = \dfrac{81+49-64}{2 \cdot 9 \cdot 7} = \dfrac{11}{21}$

$\sin A = \sqrt{1 - \left(\dfrac{11}{21}\right)^2} = \dfrac{\sqrt{320}}{21} = \dfrac{8\sqrt{5}}{21}$

$\triangle ABC$の面積は,

$\dfrac{1}{2} 9 \cdot 7 \dfrac{8\sqrt{5}}{21} = \boxed{12\sqrt{5}}$　ア

(2) 円Oの半径をRとすると,

$S = \dfrac{r}{2}(a+b+c)$ より

$12\sqrt{5} = \dfrac{r}{2}(8+7+9)$

よって $r = \boxed{\sqrt{5}}$　イ

(3) ADは∠Aの二等分線であるので

$BD : BC = 9 : 7$

$\triangle ABD : \triangle ACD = 9 : 7$となるので

$\triangle ABD = \dfrac{9}{16}\triangle ABC$

$= \dfrac{9}{16} \cdot 12\sqrt{5}$

$= \boxed{\dfrac{27}{4}\sqrt{5}}$　ウ

2 出題者が求めたポイント（数学 II・方程式）

$x=1$という解があることに気づくことが大切。

左辺を因数分解すると, 2次方程式が異なる2つの正の解をもつときになる。

$x^2 + px + q = 0$の解をα, βとすると,

$\alpha + \beta = -p$, $\alpha\beta = q$

①$p<0$, ②$q<0$, ③$D>0$, の3つの条件の共通範囲を求める。$x=1$とならないことに注意する。

〔解答〕

$x=1$のとき,

左辺$= 1+2m-7+9-m-m-3=0$

よって, $(x-1)\{x^2 + 2(m-3)x + (m+3)\} = 0$

$x^2 + 2(m-3)x + (m+3) = 0$が異なる正の解をもつ。

①・$2(m-3)<0$ より $m<3$

②・$m+3>0$ より $m>-3$

③・$(m-3)^2 - (m+3) > 0$

$m^2 - 7m + 6 > 0$ より $(m-1)(m-6)>0$

よって$m<1$, $6<m$

$x=1$のとき, $1 + 2(m-3) + m + 3 = 0$ より $m = \dfrac{2}{3}$

④従って, $m \neq \dfrac{2}{3}$

①②③④の共通範囲より, $-3 < m < \dfrac{2}{3}$, $\dfrac{2}{3} < m < 1$

………（答）

3 出題者が求めたポイント

（数学 II・図形と方程式）

交点をA, Bとする。連立方程式よりx, yの値を求めて, A, Bの座標を求める。

円上の点Pの座標をP(s, t)とし, $\triangle ABP$の重心をG(x, y)とする。A(x_1, y_1), B(x_2, y_2)のとき。

$x = \dfrac{x_1 + x_2 + s}{3}$, $y = \dfrac{y_1 + y_2 + t}{3}$

この式を$s=$, $t=$に直して, 円の方程式に代入する。

〔解答〕

$x = 2y$より

$(2y-3)^2 + (y-3)^2 = 9$

$5y^2 - 18y - 9 = 0$ より $(5y-3)(y-3) = 0$

$y=3$, $x=6$　　　　$\therefore (6, 3)$

$y = \dfrac{3}{5}$, $x = \dfrac{6}{5}$　　$\therefore \left(\dfrac{6}{5}, \dfrac{3}{5}\right)$

円上の点をP(s, t), 三角形の重心をG(x, y)とすると,

$x = \dfrac{1}{3}\left(6 + \dfrac{6}{5} + s\right)$, $y = \dfrac{1}{3}\left(3 + \dfrac{3}{5} + t\right)$

$s = 3x - \dfrac{36}{5}$, $t = 3y - \dfrac{18}{5}$

$\left(3x - \dfrac{36}{5} - 3\right)^2 + \left(3y - \dfrac{18}{5} - 3\right)^2 = 9$

$\left(3x - \dfrac{51}{5}\right)^2 + \left(3y - \dfrac{33}{5}\right)^2 = 9$

愛知学院大学（歯）25年度 （34）

$9\left(x-\dfrac{17}{5}\right)^2+9\left(y-\dfrac{11}{5}\right)^2=9$

従って，$\left(x-\dfrac{17}{5}\right)^2+\left(y-\dfrac{11}{5}\right)^2=1$

また，$(s,\ t)\neq(6,\ 3),\ \left(\dfrac{6}{5},\ \dfrac{3}{5}\right)$であることから

$X\neq\dfrac{1}{3}\left(6+\dfrac{36}{5}\right)$かつ$Y\neq\dfrac{1}{3}\left(3+\dfrac{18}{5}\right)$より

$\qquad(X,\ Y)\neq\left(\dfrac{22}{5},\ \dfrac{11}{5}\right)$

$X\neq\dfrac{1}{3}\left(\dfrac{6}{5}+\dfrac{36}{5}\right)$かつ$Y\neq\dfrac{1}{3}\left(\dfrac{3}{5}+\dfrac{18}{5}\right)$より

$\qquad(X,\ Y)\neq\left(\dfrac{14}{5},\ \dfrac{7}{5}\right)$

以上より

円$\left(x-\dfrac{17}{5}\right)^2+\left(y-\dfrac{11}{5}\right)^2=1$の点で

$\left(\dfrac{22}{5},\ \dfrac{11}{5}\right),\ \left(\dfrac{14}{5},\ \dfrac{7}{5}\right)$を除いた部分

………(答)

4 **出題者が求めたポイント**（数学Ⅱ・積分法）
$|f(x)|=f(x)(f(x)\geqq0),\ -f(x)(f(x)<0)$
$k\leqq0,\ 0<k<4,\ 4\leqq k$に分けて考える。
$0<k<4$のとき，
$0<x<\sqrt{k},\ \sqrt{k}<x<2$に分けて定積分する。

〔解答〕
$k\leqq0$のとき，
$-2<x<2$で，$x^2-k>0$

$\displaystyle\int_{-2}^{2}(x^2-k)\,dx=\left[\dfrac{1}{3}x^3-kx\right]_{-2}^{2}$

$=\left(\dfrac{8}{3}-2k\right)-\left(-\dfrac{8}{3}+2k\right)=\dfrac{16}{3}-4k$

$0<k<4$のとき，
$x^2-k=(x+\sqrt{k})(x-\sqrt{k})$

$0<x<\sqrt{k}$で$x^2-k<0,\ \sqrt{k}<x$で$x^2-k>0$

グラフはy軸に関して対称なので$x>0$を求め2倍する。

$\displaystyle\int_{0}^{\sqrt{k}}(-x^2+k)\,dx=\left[-\dfrac{1}{3}x^3+kx\right]_{0}^{\sqrt{k}}=\dfrac{2}{3}k\sqrt{k}$

$\displaystyle\int_{\sqrt{k}}^{2}(x^2-k)\,dx=\left[\dfrac{1}{3}x^3-kx\right]_{\sqrt{k}}^{2}$

$=\left(\dfrac{8}{3}-2k\right)-\left(-\dfrac{2}{3}k\sqrt{k}\right)=\dfrac{2}{3}k\sqrt{k}-2k+\dfrac{8}{3}$

$2\left(\dfrac{2}{3}k\sqrt{k}-2k+\dfrac{8}{3}+\dfrac{2}{3}k\sqrt{k}\right)$

$=\dfrac{8}{3}k\sqrt{k}-4k+\dfrac{16}{3}$

$4\leqq k$のとき
$-2<x<2$で，$x^2-k<0$

$\displaystyle\int_{-2}^{2}(-x^2+k)\,dx=\left[-\dfrac{1}{3}x^3+kx\right]_{-2}^{2}$

$=\left(-\dfrac{8}{3}+2k\right)-\left(\dfrac{8}{3}-2k\right)=4k-\dfrac{16}{3}$

従って，

$k\leqq0$のとき，$S=\dfrac{16}{3}-4k$

$0<k<4$のとき，$S=\dfrac{8}{3}k\sqrt{k}-4k+\dfrac{16}{3}$ $\left.\begin{array}{l}\\ \\ \\ \\ \\ \\ \end{array}\right\}$ ……(答)

$4\leqq k$のとき，$S=4k-\dfrac{16}{3}$

物　理

解答

前　期

I 【出題者が求めたポイント】
力学的エネルギー保存、斜方投射
【解答】

(1) $\dfrac{1}{2}mgh$ (J) $\cdots$(答)

(2) $\dfrac{1}{2}mgh=\dfrac{1}{2}mv^2$　　$v=\sqrt{gh}$ $(m/s)\cdots$(答)

(3) $\dfrac{1}{2}h=\dfrac{1}{2}gt^2$　より　$t=\sqrt{\dfrac{h}{g}}$　　$vt=h$ $(m)\cdots$(答)

(4) $vt\sin30°$ $-\dfrac{1}{2}gt^2=-\dfrac{h}{2}$　∴　$t=\dfrac{(\sqrt{5}+1)\sqrt{gh}}{2}$

　　$vt\cos30°$ $=\dfrac{\sqrt{3}(\sqrt{5}+1)h}{4}$ (m)　$\cdots$(答)

II 【出題者が求めたポイント】
多重膜の屈折は、絶対屈折率×$sin\theta$を等しいと置いていけばよい。
【解答】

(1) $\dfrac{n_1}{n_2}$　$\cdots$(答)

(2) 屈折の法則より　　$\dfrac{v_1}{v}=\dfrac{n_2}{n_1}$　∴　$v_1=\dfrac{n_2}{n_1}v\cdots$(答)

(3) $\sin\theta=\dfrac{1}{n_1}$　$\cdots$(答)

(4) 屈折の法則より　　$n_1\sin\theta=n_2\sin i$
　　θが臨界角より小さければ空気へ出て行けるから

　　$\sin\theta<\dfrac{1}{n_1}$　以上より　$n_2\sin i<1$

　　よって　$\sin i<\dfrac{1}{n_2}$　$\cdots$(答)

III 【出題者が求めたポイント】
スイッチを切り替えるコンデンサーの基本回路。
【解答】

(1) $\left(\dfrac{1}{C}+\dfrac{1}{C}\right)^{-1}=\dfrac{C}{2}$　$\cdots$(答)

(2) $C_1\sim C_3$は直列だからためる電気量は等しく、電位差は

　　すべて等しい。よって$\dfrac{1}{3}V$　$\cdots$(答)

(3) $Q=CV=\dfrac{1}{3}CV$　$\cdots$(答)

(4) 両コンデンサーがためる電気量はともに

　　$\dfrac{1}{2}Q=\dfrac{1}{6}CV$　求める電位差をV'として、

　　$\dfrac{1}{6}CV=CV'$　より　　　$V'=\dfrac{1}{6}V$　$\cdots$(答)

(5) $U=\dfrac{1}{2}CV'^2=\dfrac{1}{72}CV^2$　$\cdots$(答)

化 学

解答　25年度

前期試験

Ⅰ　出題者が求めたポイント……水の電離平衡、酢酸の電離定数

問1.　$H_2O \rightleftharpoons H^+ + OH^-$　の電離定数は、

$$K = \frac{[H^+][OH^-]}{[H_2O]}$$

$[H_2O]$は一定とみなせるので、

$K[H_2O] = [H^+][OH^-]$

$K_w = [H^+][OH^-]$　と表わす。

中和熱は、発熱であるから、

$H^+aq + OH^-aq = H_2O(液) + Q\ kJ$

したがって、水の電離は、吸熱反応とわかる。ル・シャトリエの原理から温度を高くすると、吸熱反応がより多く起こり新しい平衡状態になる。この結果、K_wの値は大きくなる。

問2.

この水溶液の$[H^+]$は、$[H^+] = 1 \times 10^{-3}$

電離度をαとすると、

$0.05 \times \alpha = 1 \times 10^{-3}$,　$\alpha = 2.0 \times 10^{-2}$

電離定数は、濃度を$C\ (mol/L)$とすると、

$$K_a = \frac{C\alpha \cdot C\alpha}{C(1-\alpha)} = \frac{C\alpha^2}{1-\alpha}$$

$\alpha \ll 1$　なので、$1 - \alpha \doteqdot 1$　故に、$K_a = C\alpha^2$

したがって、

$K_a = 0.050 \times (2.0 \times 10^{-2})^2 = 2.0 \times 10^{-5}\ [mol/L]$

[解答]

問1.① $\dfrac{[H^+][OH^-]}{[H_2O]}$　　②$1.0 \times 10^{-14}$　(ア)イオン積

(イ)大き　(a) A

問2.〈計算式〉

電離度をαとする。　$0.050 \times \alpha = 1 \times 10^{-3}$

$\therefore \alpha = 0.020$

電離定数をK_aとする。

$$K_a = \frac{0.050\alpha \cdot 0.050\alpha}{0.050(1-\alpha)} = \frac{0.050\alpha^2}{1-\alpha}$$

$\alpha = 0.020$　を代入すると、

$$K_a = \frac{0.050 \times 0.020^2}{1 - 0.020} = 2.04 \times 10^{-5} \doteqdot 2.0 \times 10^{-5}\ [mol/L]$$

答　a) 0.020　b) 2.0×10^{-5} (mol/L)

Ⅱ　出題者が求めたポイント……中和滴定、pH

問1.　必要な濃硫酸の体積を$V\ (mL)$とすると、この中に含まれるH_2SO_4が、希硫酸中のH_2SO_4と同じになる。

問2.　解答欄参照

問3.　水溶液B中の$NaOH$の濃度を求めれば、$[OH^-]$がわかり、$[H^+]$が求まる。

[解答]

問1.〈計算式〉

濃硫酸を$V\ (mL)$必要とする。

$$\frac{V \times 1.8 \times 0.98}{98} = 2.0 \times \frac{25}{1000}, \quad V = 2.77 \doteqdot 2.8\,[mL]$$

答．2.8 [mL]

問2.〈計算式〉

$NaOH$水溶液の濃度を$x\ (mol/L)$とする。

中和の公式より、

$2 \times 2.0 \times 25 = 1 \times x \times 100$,　$x = 1.0\ (mol/L)$

$NaOH$の質量は、

$1.0 \times \dfrac{100}{1000} \times 40.0 = 4.00\ (g)$

したがって、　$\dfrac{4.00}{10.0} \times 100 = 40.0 \doteqdot 40\%$

答．40%

問3.　電離度を1とする。

$[OH^-] = 1.0 \times 1 = 1.0\ (mol/L)$

$\therefore\ [H^+] = \dfrac{1.0 \times 10^{-14}}{1.0} = 1.0 \times 10^{-14}$

$pH = -\log 1.0 \times 10^{-14} = 14$　　答．14

Ⅲ　出題者が求めたポイント……元素分析、アルコール

問1.　分子式が$C_4H_{10}O$であるから一般式は、C_4H_9OHとなる。

問2.　4) 2-ブタノール

不斉炭素原子をC^*で示す。

$$\begin{array}{ccccccc} & H & & H & H & & H \\ H-&C&-&C^*&-&C&-&C&-H \\ & H & & OH & H & & H \end{array}$$

5) 第三級アルコールが最も酸化されにくい。

[解答]

問1.〈計算式〉

試料中の各元素の質量は、

C；$88 \times \dfrac{12}{44} = 24\ mg$

H；$45 \times \dfrac{1.0 \times 2}{18} = 5.0\ mg$

O；$37 - (24 + 5.0) = 8.0\ mg$

原子数比は、

C：H：O $= \dfrac{24}{12} : \dfrac{5.0}{1.0} : \dfrac{8.0}{16} = 2 : 5 : 0.5$

$= 4 : 10 : 1$

組成式は、$C_4H_{10}O$

$(C_4H_{10}O) \times n = 74$　の関係から$n = 1$

よって、分子式は、$C_4H_{10}O$　　答．$C_4H_{10}O$

問2.

1) $CH_3-CH_2-CH_2-CH_2-OH$

$CH_3-\underset{\underset{CH_3}{|}}{CH}-CH_2-OH$

2) CH$_3$-CH-CH$_2$-CH$_3$
　　　OH

3)　　　CH$_3$
　　CH$_3$-C-OH
　　　　CH$_3$

4) 2-ブタノール

5) 2-メチル-2-プロパノール

Ⅳ 　出題者が求めたポイント……化学反応の量的
　関係，気体の状態方程式，分圧

問1.　1) 各気体の物質量を求めれば，気体の状態方程式
　から全圧が求まる。

　2) メタンと酸素の物質量からどちらが過剰かわかる。

問2.　空気の平均分子量は，

　　N$_2$ = 28，O$_2$ = 32　として，

　　$28 \times \dfrac{4}{5} + 32 \times \dfrac{1}{5} = 28.8 \fallingdotseq 29$

　　酸素の分圧は，

　　　全圧 $\times \dfrac{1}{5}$　で求まる。

[解答]
問1.

　1) メタン；$\dfrac{6.4}{16} = 0.40\,\text{mol}$　　　酸素；$\dfrac{32}{32} = 1.0\,\text{mol}$

　　全圧は，$P \times 2.0 = (0.40 + 1.0) \times 8.3 \times 10^3 \times (273 + 27)$

　$\therefore P = 1.74 \times 10^6 \fallingdotseq 1.7 \times 10^6\,[\text{Pa}]$

　2) 燃焼式は，$CH_4 + 2O_2 \rightarrow CO_2 + 2H_2O$

　　燃焼後

　　CH_4；0 mol　O_2；$1.0 - 0.40 \times 2 = 0.20$ mol

　　CO_2；0.40 mol　H_2O；0.80 mol

　分圧比＝物質量比，であるから，小さい順に並べると

　$O_2 : CO_2 : H_2O = 0.20 : 0.40 : 0.80 = 1 : 2 : 4$

　〈答〉1) $1.7 \times 10^6\,[\text{Pa}]$

　　　　2) $O_2 : CO_2 : H_2O = 1 : 2 : 4$

問2. 空気の物質量；$\dfrac{5.0}{28.8}$ (mol)

　酸素の分圧を P (Pa) とすると，

　　$P \times 3.0 = \dfrac{5.0}{28.8} \times \dfrac{1}{5} \times 8.3 \times 10^3 (273 + 27)$

　　$\therefore P = 2.88 \times 10^4 \fallingdotseq 2.9 \times 10^4$ (Pa)

　　　　　　　　　　答．$2.9 \times 10^4\,[\text{Pa}]$

愛知学院大学（歯）25年度　(38)

生　物

解答　25年度

前期試験

Ⅰ　出題者が求めたポイント(Ⅱ 補酵素)

酵母菌のチマーゼに関する問題。教科書にも扱われている内容であるので確認しておきたい。

問1 酵素タンパク質は加熱により変性するが、セロハンを通ることができる低分子の補酵素は熱に強い。

問2 補酵素は熱に強く、酵素とは強く結合しておらず、分子量はそれほど大きくない。

問3 セロハン膜を低分子の物質は通過できる。

問5 アルコール発酵の反応式は、
$C_6H_{12}O_6 \rightarrow 2C_2H_5OH + 2CO_2$ で表される。

問6 消費されたグルコースのmol数は発生するCO_2の半分である。$\dfrac{40}{44} \times \dfrac{1}{2} \times 180 = 81.818\cdots$ mgとなる。

割り切れない場合の処理が述べられていないが問7に準じて解答した。

問7 1 molのグルコースがアルコール発酵で分解されるときにできるATPは2 molである。このことから、
$30 \times \dfrac{2}{234} \times 100 = 25.64\cdots$ %となる。

【解答】

問1 (c) (f)　問2 (b)　問3 半透性　問4 (c)

問5 二酸化炭素　問6 81.8 mg　問7 25.6 %

Ⅱ　出題者が求めたポイント(Ⅱ 光合成)

問1 光合成の反応の基本的な理解。

問2 光合成色素のうちクロロフィルaを答える。

問3 光合成において光のエネルギーを吸収してATPが合成される。

問4 Aの反応は葉緑体のチラコイドで行われる。Bの反応、つまりカルビン・ベンソン回路はストロマで行われる。

問5 葉ではデンプンの形で蓄えられ、これはヨウ素デンプン反応で確認することができる。

問6(1) 光合成速度は通常、CO_2の吸収速度を測定して求められる。

(2) 光合成速度は光の強さ、温度、CO_2濃度の3つの環境条件に影響を受ける。上限に達した段階でどの環境条件が限定要因になっているかを答える問題である。

(1)光の強さ以外の2つが限定要因、

(2)CO_2以外の2つが限定要因、

(3)温度に加え、強い光とあるので光の強さは限定要因にならない。

【解答】

問1 (ア)$12H_2O$　(イ)$6CO_2$　(ウ)$C_6H_{12}O_6$

問2 クロロフィルa　問3 ATP

問4 〔A〕(a)葉緑体 (b)チラコイド　〔B〕(a)葉緑体 (b)ストロマ

問5 ヨウ素デンプン反応

問6(a) 二酸化炭素吸収速度

(b)(1)温度または二酸化炭素濃度　(2)温度または光の強さ　(3)二酸化炭素濃度

Ⅲ　出題者が求めたポイント(Ⅰ 遺伝)

問1 ホルモンを与えることにより性が変わったことから、生殖腺の発育に変化を与えたことが分かる。

問2 メダカは問題文よりXY型と分かる。XY型の性決定のしくみを述べる。

問3 (a)Aホルモンを与えると雄の中にはもともとの雄であるXYをもつものと、本来、雌になるはずであったXXをもつものが存在する。

(b)XY雄から生まれたものは雌雄が1：1となるのに対して、XX雄から生まれたものはすべて雌となる。

(c)Bホルモンを与えると雌の中にはもともと雌であるXXをもつものと、本来雄になるはずであったXYをもつものが存在する。XX雌から生まれるものは雌雄が1：1であるのに対し、XY雌から生まれるものは、XX：XY：YY＝1：2：1となる。Y染色体を1本でも持っていれば雄となると考えると雌雄の比が1：3となることを説明できる。

問4 YYをもつものが雄であることを確かめるためには、XX雌と交雑すると、次世代はすべて雄となる。

問5 伴性遺伝の例を答える。

問6 (c)脳下垂体中葉ホルモンであるインテルメジンのはたらきにより体色変化が起こる。(f)脳下垂体後葉ホルモンであるバソプレシンのはたらきにより腎臓での水の再吸収量が増加する。

【解答】

問1 (b)

問2 メダカはXY型の性決定をし、性染色体として雄はXY、雌はXXを持っている。そのため次世代は性染色体としてXX：XY＝1：1の割合となるため、雌と雄がほぼ1：1の割合で生まれる。

問3 (a)XYとXX　(b)XX　(c)XYとYY (d)性転換

問4 正常な餌で飼育した性染色体としてXXを持つ雌と交雑すると、YYを持つ雄の場合、生まれるメダカはすべて雄になる。

問5 (c)

問6 (a)×　(b)×　(c)×　(d)○　(e)×　(f)○

Ⅳ　出題者が求めたポイント(Ⅰ 筋収縮)

問2・3 平滑筋は心筋以外の内臓筋が該当する。

問4・7 赤筋にはミオグロビンが多く含まれ、白筋にはヘモグロビンが多く含まれている。ミオグロビンはヘモグロビンより酸素結合力が強い。

【解答】

問1 筋繊維　問2 消化器や血管など

問3 (イ)B　(ロ)A　(ハ)A　(ニ)B　(ホ)A

問4 収縮の持続時間は短いものの収縮が速い筋肉と、収

縮が遅いものの持続時間が長い筋肉の二種類持つことにより生活環境に適応できる。
問5 乳酸　問6 アクチン・ミオシン
問7 ヘモグロビンよりも酸素と結合しやすいミオグロビンは，ミトコンドリアが多く多くの酸素を必要とすると考えられる赤筋に多い。

Ⅵ　出題者が求めたポイント(Ⅱ 分子系統樹)

問1 現存する生物というところがポイント。
問3 ヒトとカエルのアミノ酸の違いが20個あり、3.4億年前に分かれたとすると、アミノ酸1個の置換にかかる時間は、$3.4 \div (\frac{20}{2}) = 3400$万年前
問4・5 中立説に関する問題。変異の起こりやすさは一定ではない。問5に述べられているように重要な機能を持つ部分ほど起こりにくい。
問6 コドンの塩基のうち、例えば3つ目の塩基が置換してもアミノ酸の種類が変わらないことが多い。

【解答】
問1 (ア)
問2

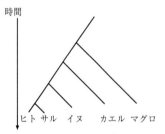

問3　3400万年前
問4 (長所)DNAは遺伝子の本体としてすべての生物が持っている物質であり、タンパク質も機能が同じものを持っていることが多いので比較できる。
(短所)DNAの塩基やタンパク質のアミノ酸で変異が起こるやすさは一定ではない。
問5 (ア)
問6 1種類のアミノ酸を決めるコドンの塩基配列の種類が2個以上のものが多い。そのため塩基の置換が起こっても、アミノ酸が変化しない場合があることから異なる塩基の数は異なるアミノ酸の種類に比べて多くなる。

愛知学院大学　歯学部入試問題と解答

平成 30 年 6 月 13 日　初版第 1 刷発行

編　集　みすず学苑中央教育研究所

発行所　株式会社ミスズ　　　　　　　　　　　定価　本体 3,600 円＋税

〒167－0053

東京都杉並区西荻南 2 丁目 1 7 番 8 号

ミスズビル 1 階

電　話　03（5941）2924(代)

印刷所　タカセ株式会社

本書の一部又は全部の複製、転写、コピーは著作権に触れるので禁止する。

●本シリーズ掲載の入試問題について、万一、掲載許可手続きに遺漏や不備があると思われる
ものがありましたら、当社までお知らせ下さい。

●乱丁・落丁等につきましてはお取り替えいたします。

●内容についてのお問合せは、具体的な質問内容を明記のうえ、ハガキ・封書を当社宛にお送
りいただくか、もしくは下記のメールアドレスまでお問合せ願います。

〈 お問合せ用メールアドレス：info-mgckk@misuzu-gakuen.jp 〉